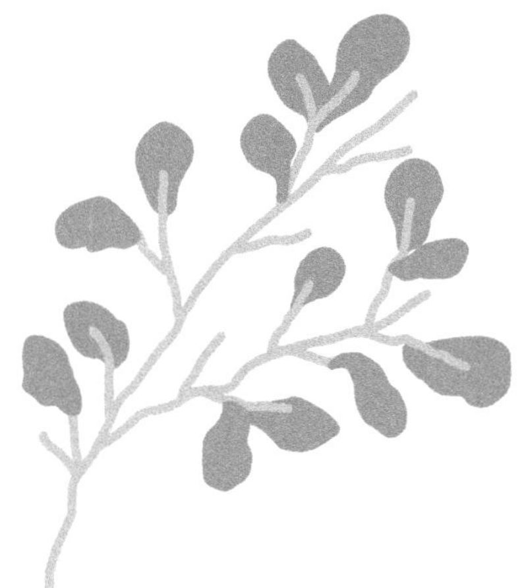

Ce cahier vous permettra de noter vos taux de glycémie avant et après les repas, ainsi que vos doses d'insuline.

Un véritable allié au quotidien, il vous suivra pendant 2 années.

Grâce à ce cahier toutes les données sont au même endroit. Il vous suffira de le montrer à votre médecin ou à votre infirmière.

Imaginé à Paris.

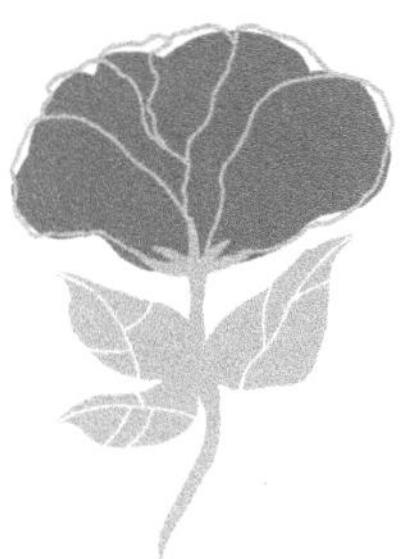

SEMAINE DU .... AU ....

 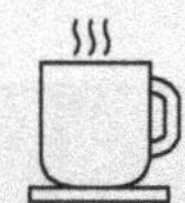 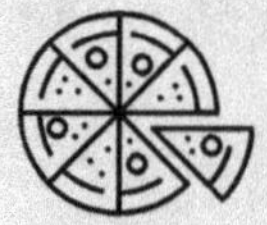 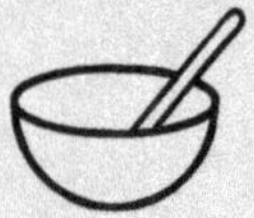

JOUR	PETIT DEJEUNER		DEJEUNER		DINER		COUCHER
	AVANT	APRES	AVANT	APRES	AVANT	APRES	
LUN							
INSULINE							
MAR							
INSULINE							
MER							
INSULINE							
JEU							
INSULINE							
VEN							
INSULINE							
SAM							
INSULINE							
DIM							
INSULINE							

NOTES : ....

....

....

SEMAINE DU .... AU ....

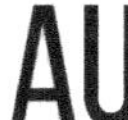

JOUR		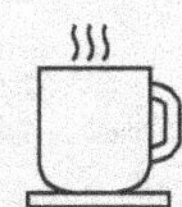 PETIT DEJEUNER		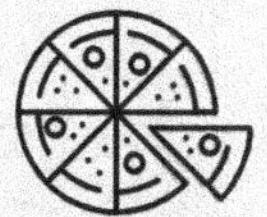 DEJEUNER		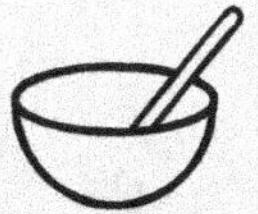 DINER		COUCHER
		AVANT	APRES	AVANT	APRES	AVANT	APRES	
LUN								
INSULINE								
MAR								
INSULINE								
MER								
INSULINE								
JEU								
INSULINE								
VEN								
INSULINE								
SAM								
INSULINE								
DIM								
INSULINE								

NOTES :
....

....

....

SEMAINE DU .... AU ....

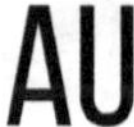

JOUR	PETIT DEJEUNER		DEJEUNER		DINER		COUCHER
	AVANT	APRES	AVANT	APRES	AVANT	APRES	
LUN							
INSULINE							
MAR							
INSULINE							
MER							
INSULINE							
JEU							
INSULINE							
VEN							
INSULINE							
SAM							
INSULINE							
DIM							
INSULINE							

NOTES : ....

....

SEMAINE DU .... AU ....

 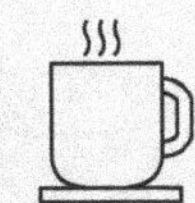 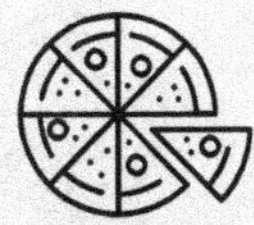 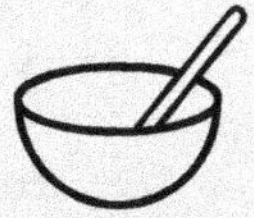

JOUR	PETIT DEJEUNER		DEJEUNER		DINER		COUCHER
	AVANT	APRES	AVANT	APRES	AVANT	APRES	
LUN							
INSULINE							
MAR							
INSULINE							
MER							
INSULINE							
JEU							
INSULINE							
VEN							
INSULINE							
SAM							
INSULINE							
DIM							
INSULINE							

NOTES : ....

SEMAINE DU .... AU ....

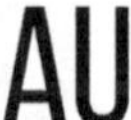

JOUR	PETIT DEJEUNER		DEJEUNER		DINER		COUCHER
	AVANT	APRES	AVANT	APRES	AVANT	APRES	
LUN							
INSULINE							
MAR							
INSULINE							
MER							
INSULINE							
JEU							
INSULINE							
VEN							
INSULINE							
SAM							
INSULINE							
DIM							
INSULINE							

NOTES : ....

....

....

SEMAINE DU   AU

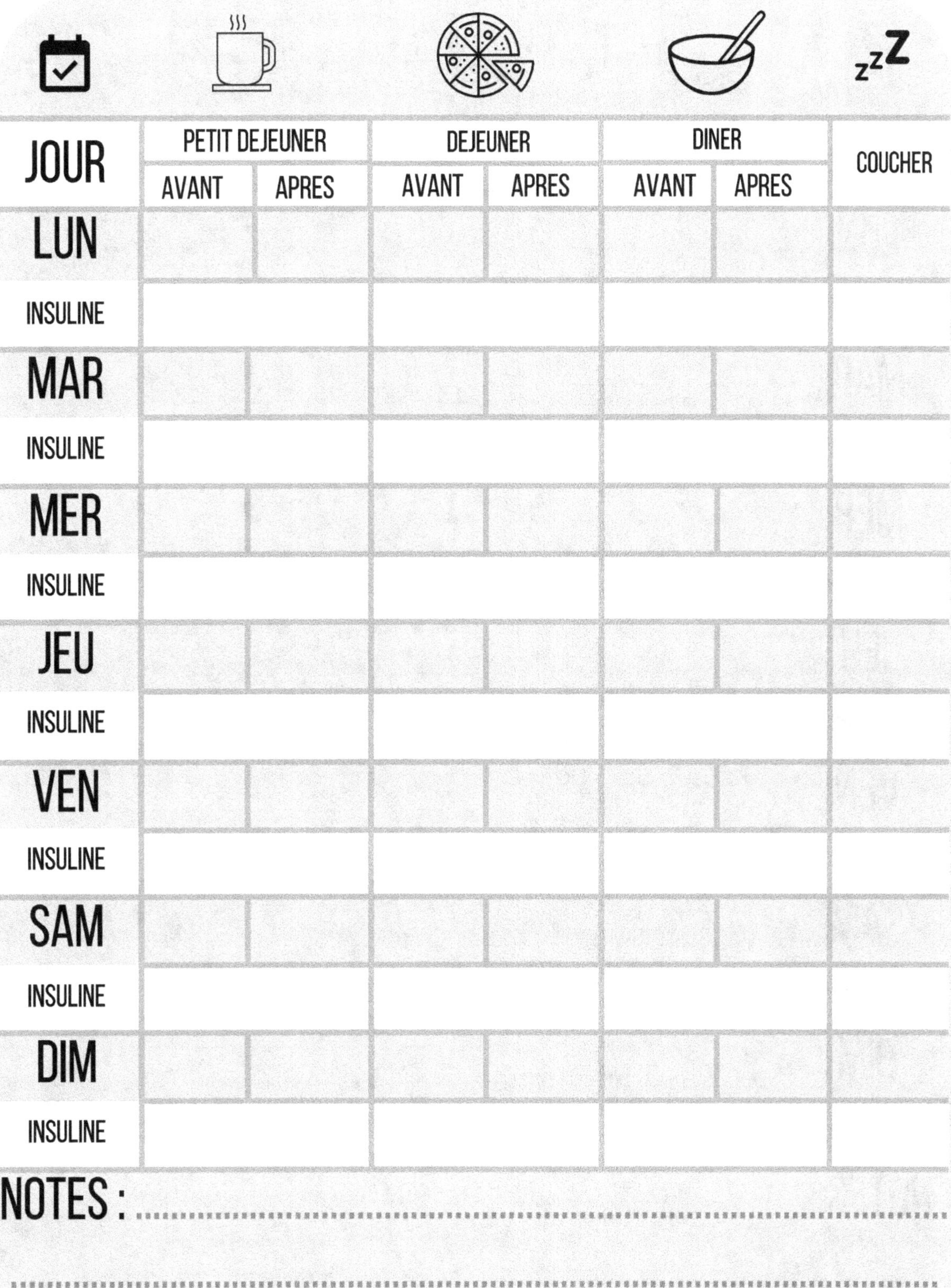

JOUR	PETIT DEJEUNER		DEJEUNER		DINER		COUCHER
	AVANT	APRES	AVANT	APRES	AVANT	APRES	
LUN							
INSULINE							
MAR							
INSULINE							
MER							
INSULINE							
JEU							
INSULINE							
VEN							
INSULINE							
SAM							
INSULINE							
DIM							
INSULINE							

NOTES : ....

SEMAINE DU .... AU ....

 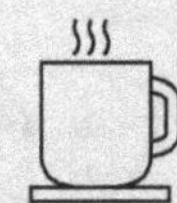 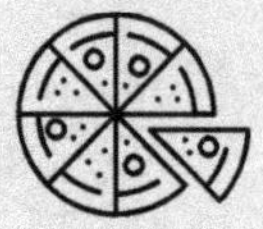 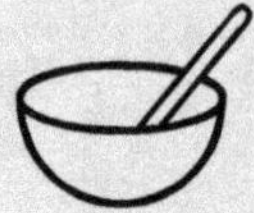

JOUR	PETIT DEJEUNER		DEJEUNER		DINER		COUCHER
	AVANT	APRES	AVANT	APRES	AVANT	APRES	
LUN							
INSULINE							
MAR							
INSULINE							
MER							
INSULINE							
JEU							
INSULINE							
VEN							
INSULINE							
SAM							
INSULINE							
DIM							
INSULINE							

NOTES : ....

....

....

SEMAINE DU   AU

JOUR	PETIT DEJEUNER		DEJEUNER		DINER		COUCHER
	AVANT	APRES	AVANT	APRES	AVANT	APRES	
LUN							
INSULINE							
MAR							
INSULINE							
MER							
INSULINE							
JEU							
INSULINE							
VEN							
INSULINE							
SAM							
INSULINE							
DIM							
INSULINE							

NOTES :

SEMAINE DU .... AU ....

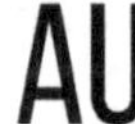

JOUR	PETIT DEJEUNER		DEJEUNER		DINER		COUCHER
	AVANT	APRES	AVANT	APRES	AVANT	APRES	
LUN							
INSULINE							
MAR							
INSULINE							
MER							
INSULINE							
JEU							
INSULINE							
VEN							
INSULINE							
SAM							
INSULINE							
DIM							
INSULINE							

NOTES : ....

SEMAINE DU .... AU ....

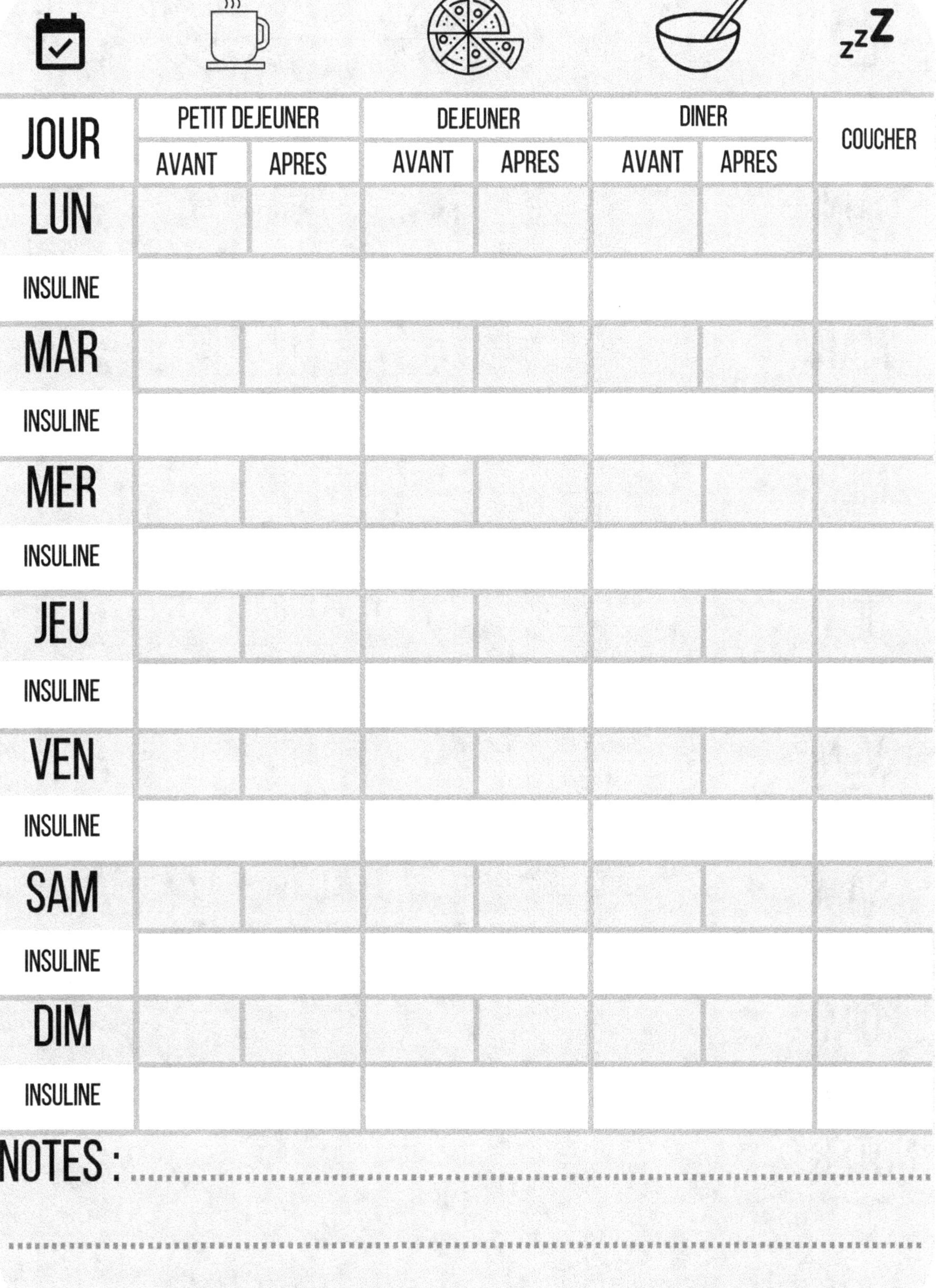

JOUR	PETIT DEJEUNER		DEJEUNER		DINER		COUCHER
	AVANT	APRES	AVANT	APRES	AVANT	APRES	
LUN							
INSULINE							
MAR							
INSULINE							
MER							
INSULINE							
JEU							
INSULINE							
VEN							
INSULINE							
SAM							
INSULINE							
DIM							
INSULINE							

NOTES : ....

....

....

SEMAINE DU .... AU ....

 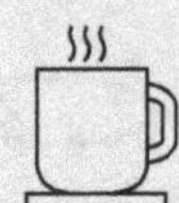 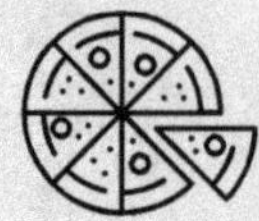 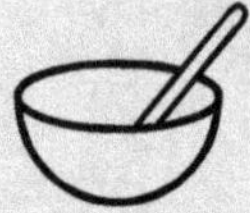

JOUR	PETIT DEJEUNER		DEJEUNER		DINER		COUCHER
	AVANT	APRES	AVANT	APRES	AVANT	APRES	
LUN							
INSULINE							
MAR							
INSULINE							
MER							
INSULINE							
JEU							
INSULINE							
VEN							
INSULINE							
SAM							
INSULINE							
DIM							
INSULINE							

NOTES : ....

....

....

SEMAINE DU _______ AU _______

 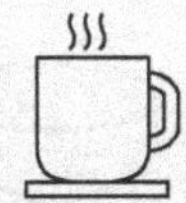 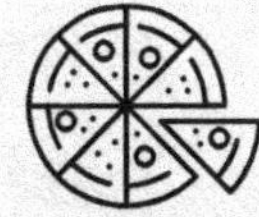 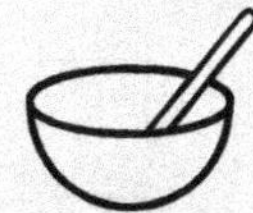

JOUR	PETIT DEJEUNER		DEJEUNER		DINER		COUCHER
	AVANT	APRES	AVANT	APRES	AVANT	APRES	
LUN							
INSULINE							
MAR							
INSULINE							
MER							
INSULINE							
JEU							
INSULINE							
VEN							
INSULINE							
SAM							
INSULINE							
DIM							
INSULINE							

NOTES : ....

....

....

SEMAINE DU .... AU ....

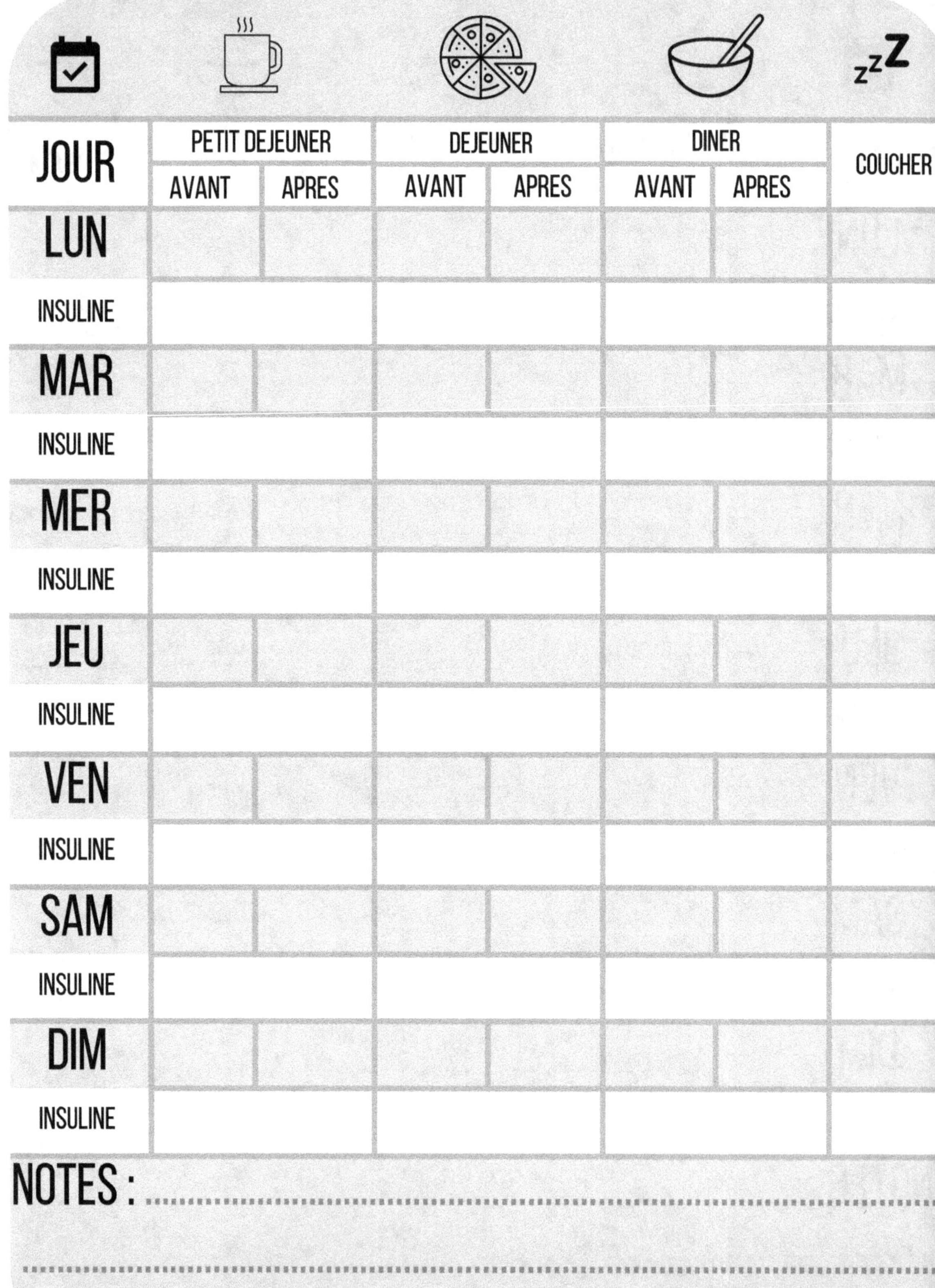

JOUR	PETIT DEJEUNER		DEJEUNER		DINER		COUCHER
	AVANT	APRES	AVANT	APRES	AVANT	APRES	
LUN							
INSULINE							
MAR							
INSULINE							
MER							
INSULINE							
JEU							
INSULINE							
VEN							
INSULINE							
SAM							
INSULINE							
DIM							
INSULINE							

NOTES : ....

....

....

SEMAINE DU   AU

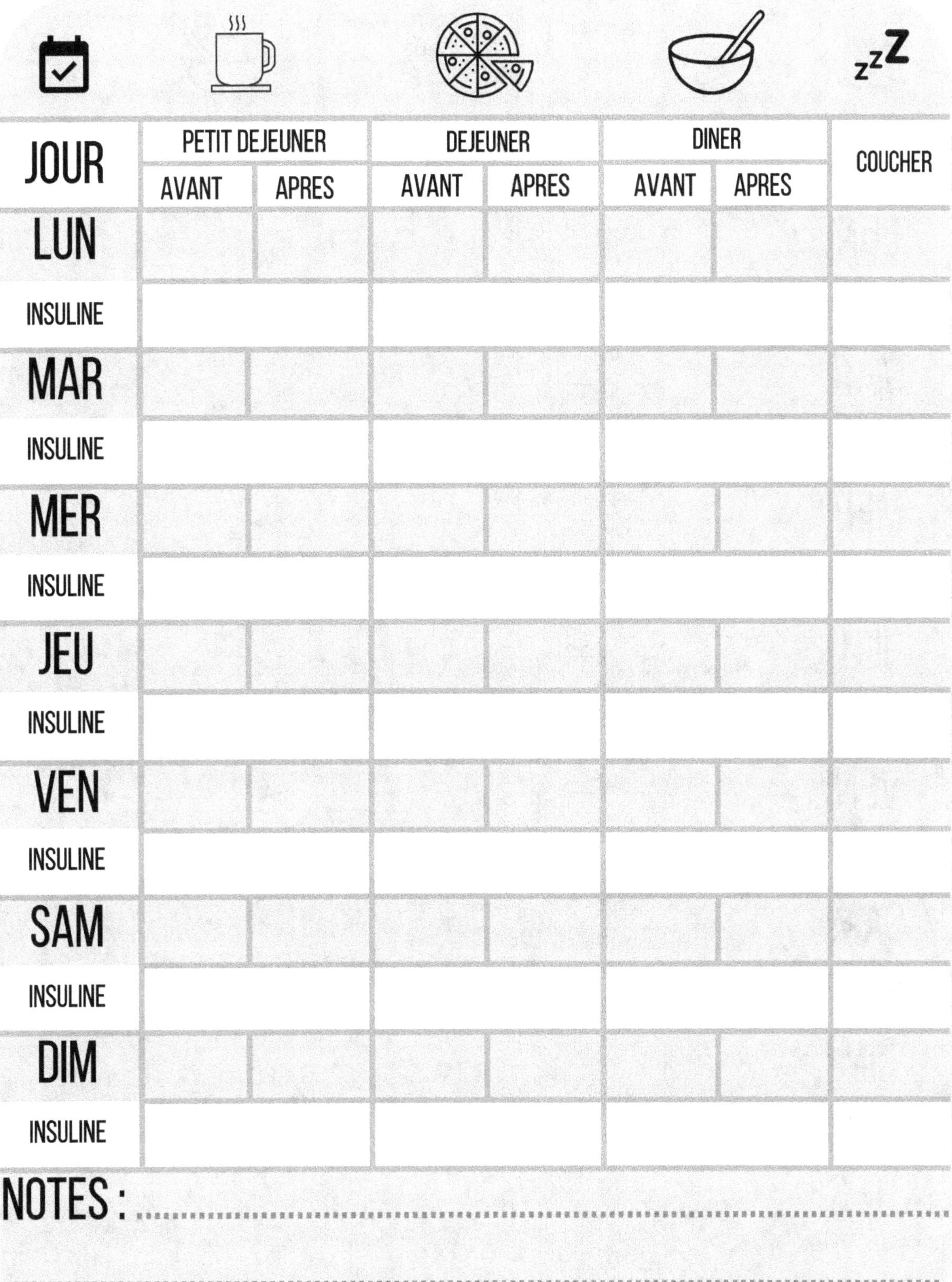

JOUR	PETIT DEJEUNER		DEJEUNER		DINER		COUCHER
	AVANT	APRES	AVANT	APRES	AVANT	APRES	
LUN							
INSULINE							
MAR							
INSULINE							
MER							
INSULINE							
JEU							
INSULINE							
VEN							
INSULINE							
SAM							
INSULINE							
DIM							
INSULINE							

NOTES : ....

....

....

SEMAINE DU .... AU ....

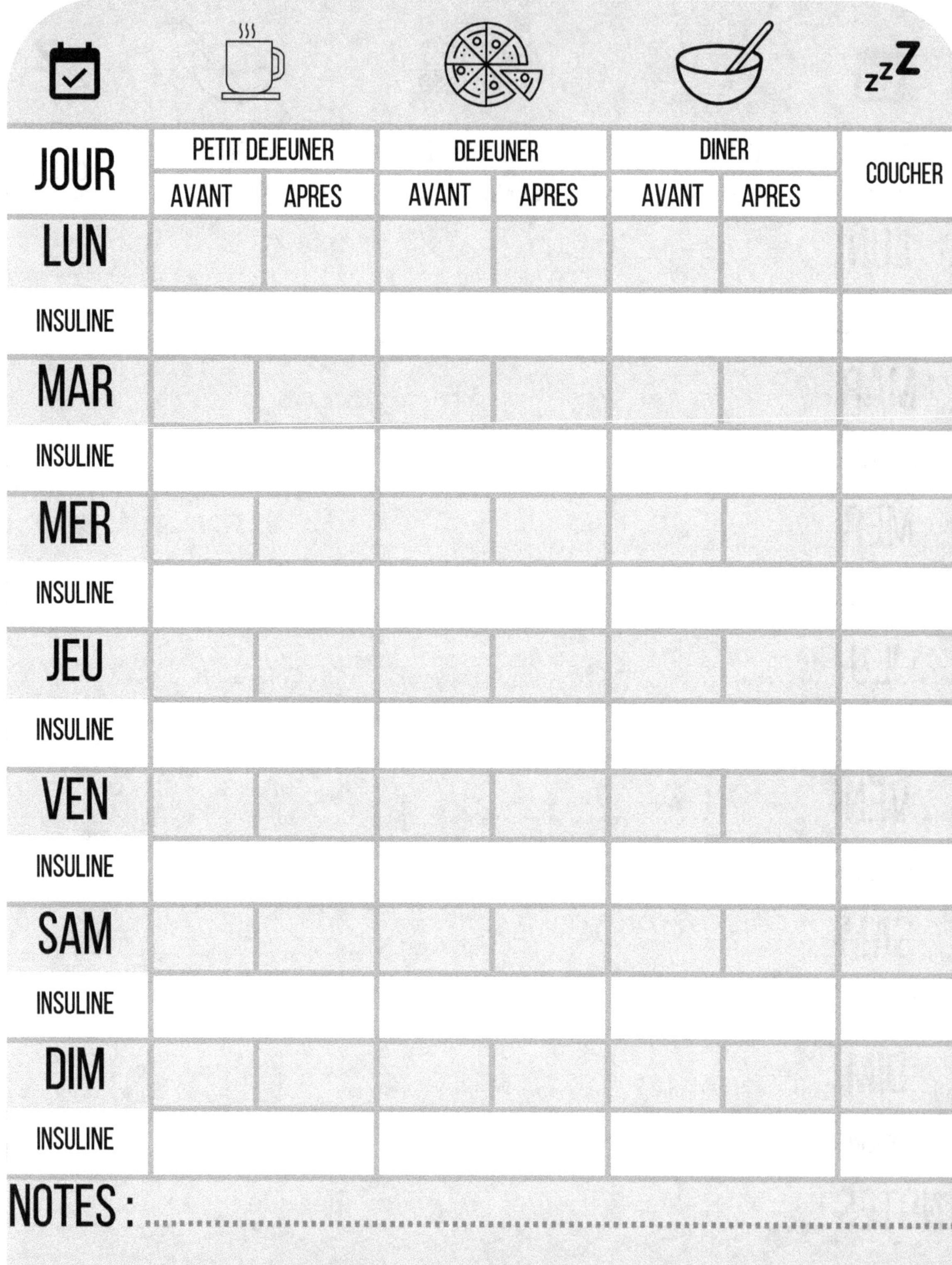

JOUR	PETIT DEJEUNER		DEJEUNER		DINER		COUCHER
	AVANT	APRES	AVANT	APRES	AVANT	APRES	
LUN							
INSULINE							
MAR							
INSULINE							
MER							
INSULINE							
JEU							
INSULINE							
VEN							
INSULINE							
SAM							
INSULINE							
DIM							
INSULINE							

NOTES : ....
....
....

SEMAINE DU   AU

JOUR	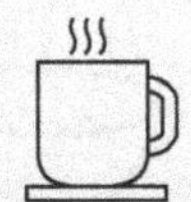 PETIT DEJEUNER		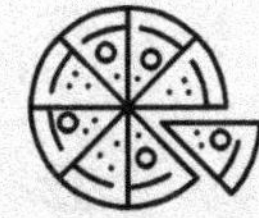 DEJEUNER		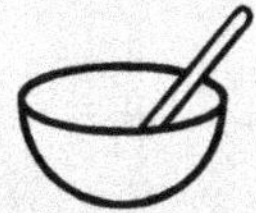 DINER		COUCHER
	AVANT	APRES	AVANT	APRES	AVANT	APRES	
LUN							
INSULINE							
MAR							
INSULINE							
MER							
INSULINE							
JEU							
INSULINE							
VEN							
INSULINE							
SAM							
INSULINE							
DIM							
INSULINE							

NOTES : ....

....

....

SEMAINE DU .... AU ....

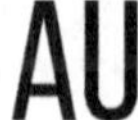

JOUR	PETIT DEJEUNER		DEJEUNER		DINER		COUCHER
	AVANT	APRES	AVANT	APRES	AVANT	APRES	
LUN							
INSULINE							
MAR							
INSULINE							
MER							
INSULINE							
JEU							
INSULINE							
VEN							
INSULINE							
SAM							
INSULINE							
DIM							
INSULINE							

NOTES : ....

....

....

SEMAINE DU   AU

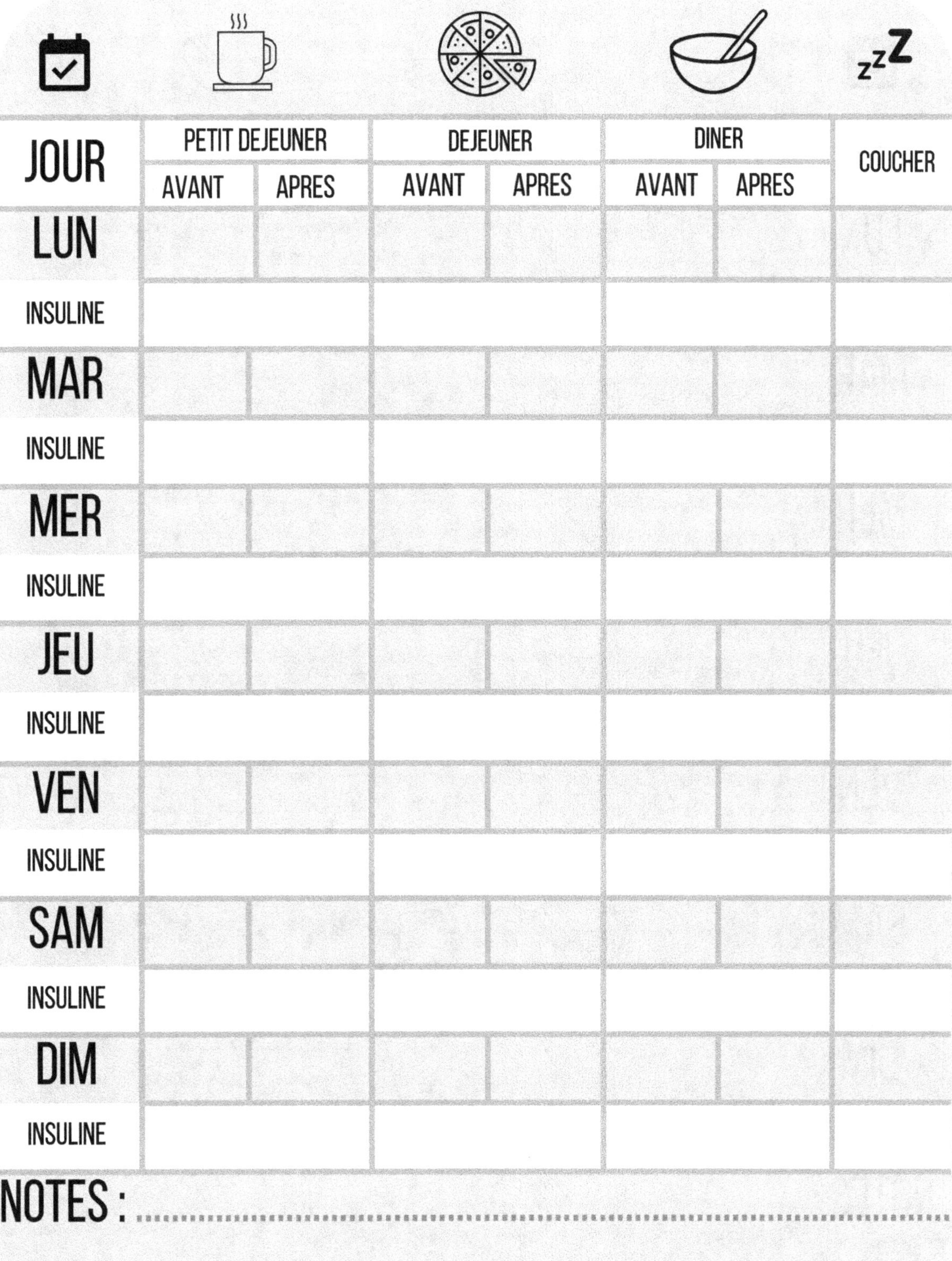

JOUR	PETIT DEJEUNER		DEJEUNER		DINER		COUCHER
	AVANT	APRES	AVANT	APRES	AVANT	APRES	
LUN							
INSULINE							
MAR							
INSULINE							
MER							
INSULINE							
JEU							
INSULINE							
VEN							
INSULINE							
SAM							
INSULINE							
DIM							
INSULINE							

NOTES : ....

....

....

SEMAINE DU .... AU ....

 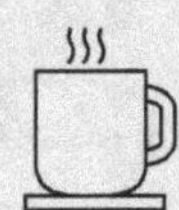 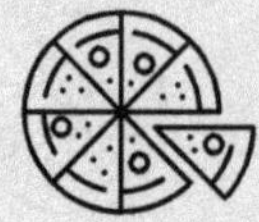 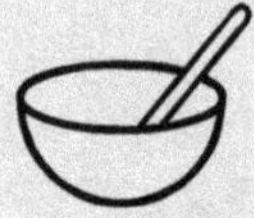 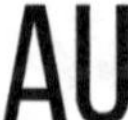

JOUR	PETIT DEJEUNER		DEJEUNER		DINER		COUCHER
	AVANT	APRES	AVANT	APRES	AVANT	APRES	
LUN							
INSULINE							
MAR							
INSULINE							
MER							
INSULINE							
JEU							
INSULINE							
VEN							
INSULINE							
SAM							
INSULINE							
DIM							
INSULINE							

NOTES : ....

....

....

SEMAINE DU   AU

JOUR 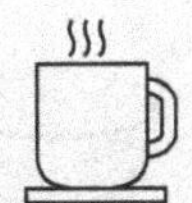 PETIT DEJEUNER	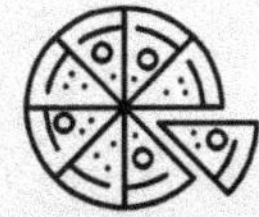 DEJEUNER	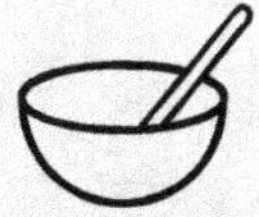 DINER	COUCHER

JOUR	PETIT DEJEUNER		DEJEUNER		DINER		COUCHER
	AVANT	APRES	AVANT	APRES	AVANT	APRES	
LUN							
INSULINE							
MAR							
INSULINE							
MER							
INSULINE							
JEU							
INSULINE							
VEN							
INSULINE							
SAM							
INSULINE							
DIM							
INSULINE							

NOTES : ....

....

....

SEMAINE DU .... AU ....

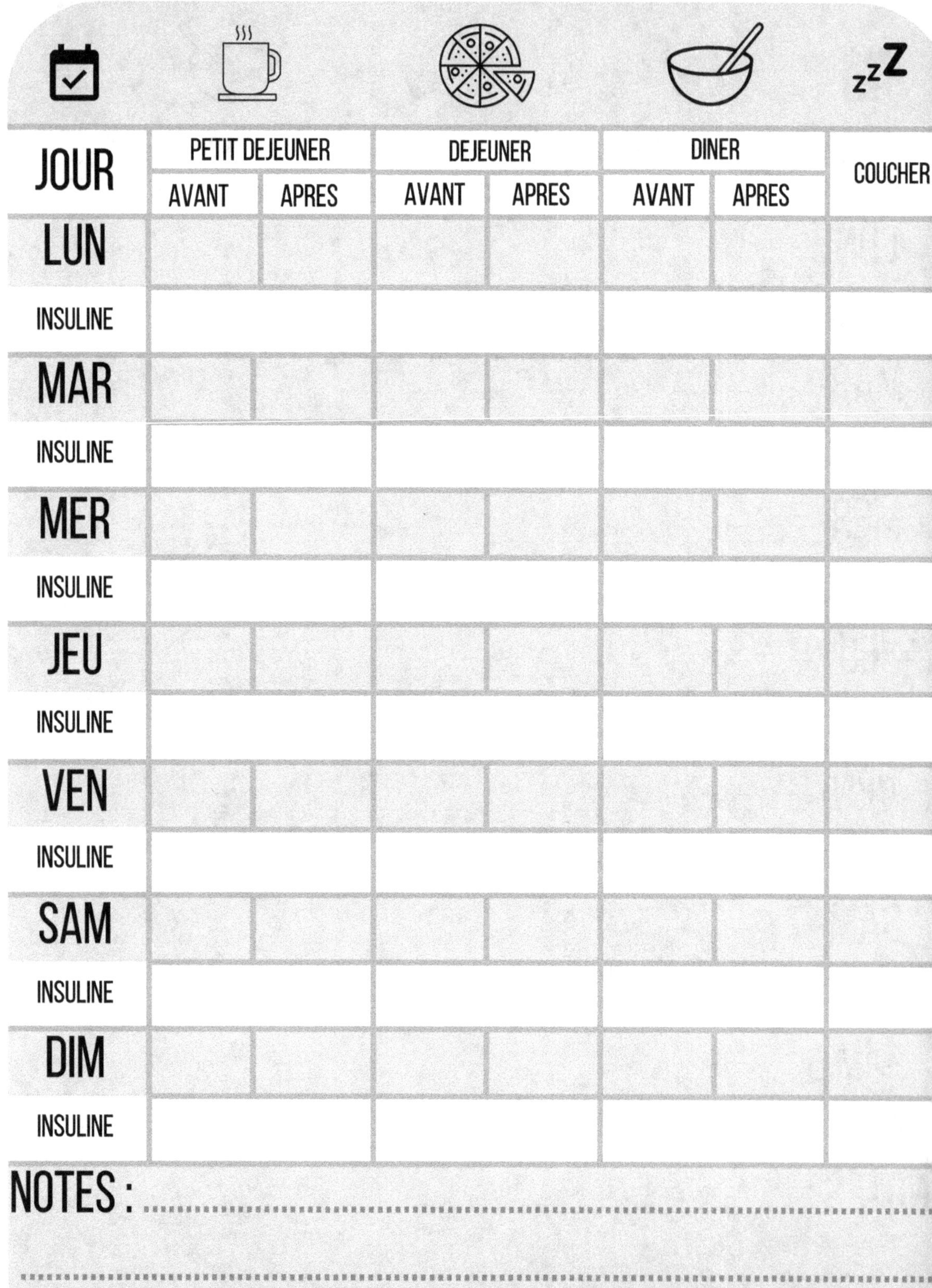

JOUR	PETIT DEJEUNER		DEJEUNER		DINER		COUCHER
	AVANT	APRES	AVANT	APRES	AVANT	APRES	
LUN							
INSULINE							
MAR							
INSULINE							
MER							
INSULINE							
JEU							
INSULINE							
VEN							
INSULINE							
SAM							
INSULINE							
DIM							
INSULINE							

NOTES : ....

....

....

SEMAINE DU   AU

 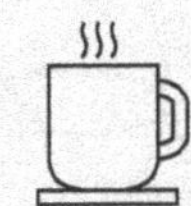 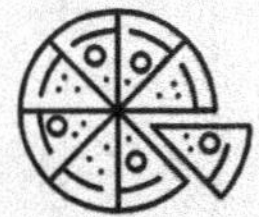 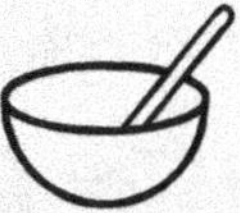

JOUR	PETIT DEJEUNER		DEJEUNER		DINER		COUCHER
	AVANT	APRES	AVANT	APRES	AVANT	APRES	
LUN							
INSULINE							
MAR							
INSULINE							
MER							
INSULINE							
JEU							
INSULINE							
VEN							
INSULINE							
SAM							
INSULINE							
DIM							
INSULINE							

NOTES : ....

....

....

SEMAINE DU .... AU ....

 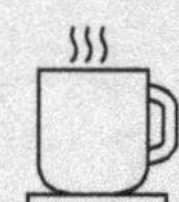 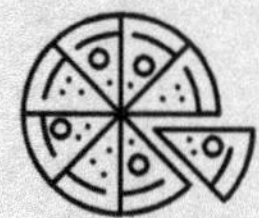 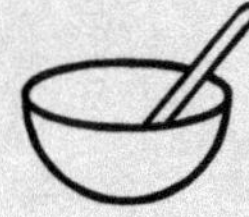 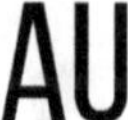

JOUR	PETIT DEJEUNER		DEJEUNER		DINER		COUCHER
	AVANT	APRES	AVANT	APRES	AVANT	APRES	
LUN							
INSULINE							
MAR							
INSULINE							
MER							
INSULINE							
JEU							
INSULINE							
VEN							
INSULINE							
SAM							
INSULINE							
DIM							
INSULINE							

NOTES : ....
....
....

SEMAINE DU _______________ AU _______________

JOUR	PETIT DEJEUNER		DEJEUNER		DINER		COUCHER
	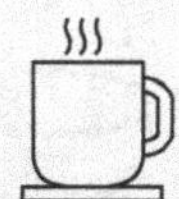 AVANT	APRES	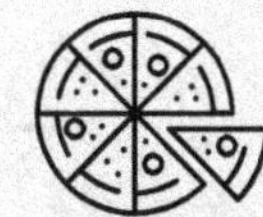 AVANT	APRES	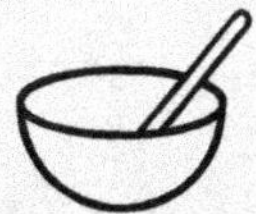 AVANT	APRES	
LUN							
INSULINE							
MAR							
INSULINE							
MER							
INSULINE							
JEU							
INSULINE							
VEN							
INSULINE							
SAM							
INSULINE							
DIM							
INSULINE							

NOTES : ....

....

....

SEMAINE DU ____________ AU ____________

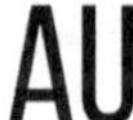

JOUR	PETIT DEJEUNER		DEJEUNER		DINER		COUCHER
	AVANT	APRES	AVANT	APRES	AVANT	APRES	
LUN							
INSULINE							
MAR							
INSULINE							
MER							
INSULINE							
JEU							
INSULINE							
VEN							
INSULINE							
SAM							
INSULINE							
DIM							
INSULINE							

NOTES : ....

SEMAINE DU   AU

 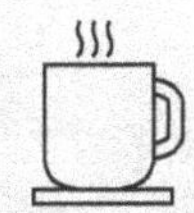 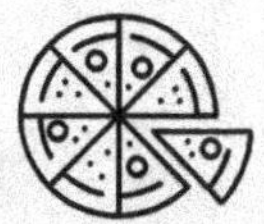 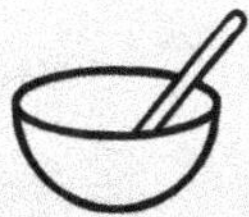

JOUR	PETIT DEJEUNER		DEJEUNER		DINER		COUCHER
	AVANT	APRES	AVANT	APRES	AVANT	APRES	
LUN							
INSULINE							
MAR							
INSULINE							
MER							
INSULINE							
JEU							
INSULINE							
VEN							
INSULINE							
SAM							
INSULINE							
DIM							
INSULINE							

NOTES : ....

SEMAINE DU .... AU ....

JOUR	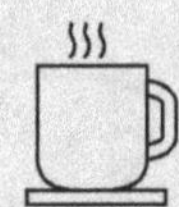PETIT DEJEUNER		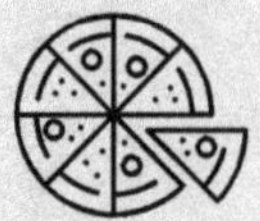DEJEUNER		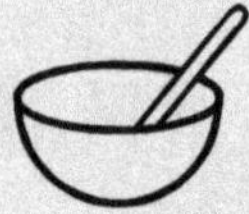DINER		COUCHER
	AVANT	APRES	AVANT	APRES	AVANT	APRES	
LUN							
INSULINE							
MAR							
INSULINE							
MER							
INSULINE							
JEU							
INSULINE							
VEN							
INSULINE							
SAM							
INSULINE							
DIM							
INSULINE							

NOTES : ....
....
....

SEMAINE DU ______________ AU ______________

 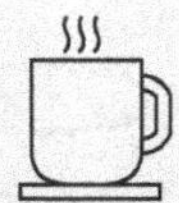 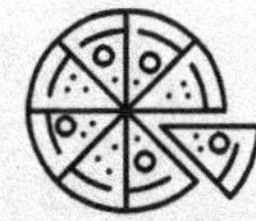 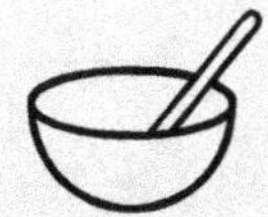

JOUR	PETIT DEJEUNER		DEJEUNER		DINER		COUCHER
	AVANT	APRES	AVANT	APRES	AVANT	APRES	
LUN							
INSULINE							
MAR							
INSULINE							
MER							
INSULINE							
JEU							
INSULINE							
VEN							
INSULINE							
SAM							
INSULINE							
DIM							
INSULINE							

NOTES : ....

....

....

SEMAINE DU .... AU ....

JOUR	PETIT DEJEUNER		DEJEUNER		DINER		COUCHER
	AVANT	APRES	AVANT	APRES	AVANT	APRES	
LUN							
INSULINE							
MAR							
INSULINE							
MER							
INSULINE							
JEU							
INSULINE							
VEN							
INSULINE							
SAM							
INSULINE							
DIM							
INSULINE							

NOTES : ....

....

....

SEMAINE DU   AU

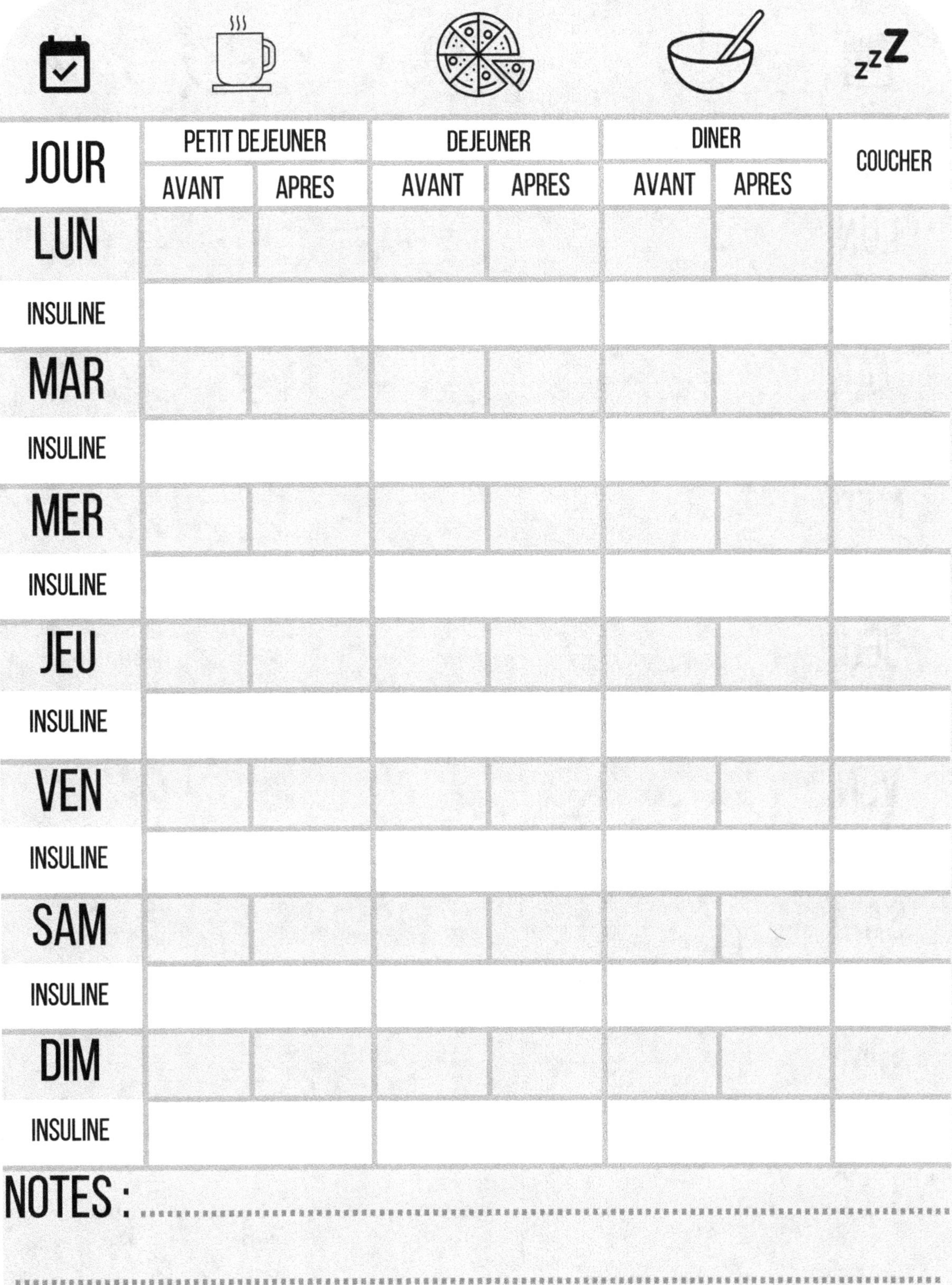

JOUR	PETIT DEJEUNER		DEJEUNER		DINER		COUCHER
	AVANT	APRES	AVANT	APRES	AVANT	APRES	
LUN							
INSULINE							
MAR							
INSULINE							
MER							
INSULINE							
JEU							
INSULINE							
VEN							
INSULINE							
SAM							
INSULINE							
DIM							
INSULINE							

NOTES : ....

SEMAINE DU __________ AU __________

 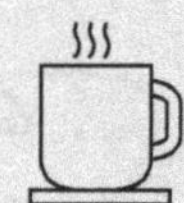 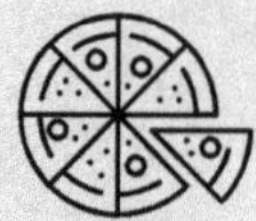 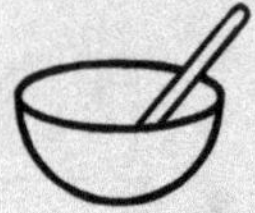 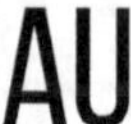

JOUR	PETIT DEJEUNER		DEJEUNER		DINER		COUCHER
	AVANT	APRES	AVANT	APRES	AVANT	APRES	
LUN							
INSULINE							
MAR							
INSULINE							
MER							
INSULINE							
JEU							
INSULINE							
VEN							
INSULINE							
SAM							
INSULINE							
DIM							
INSULINE							

NOTES : ....

....

....

SEMAINE DU ____________ AU ____________

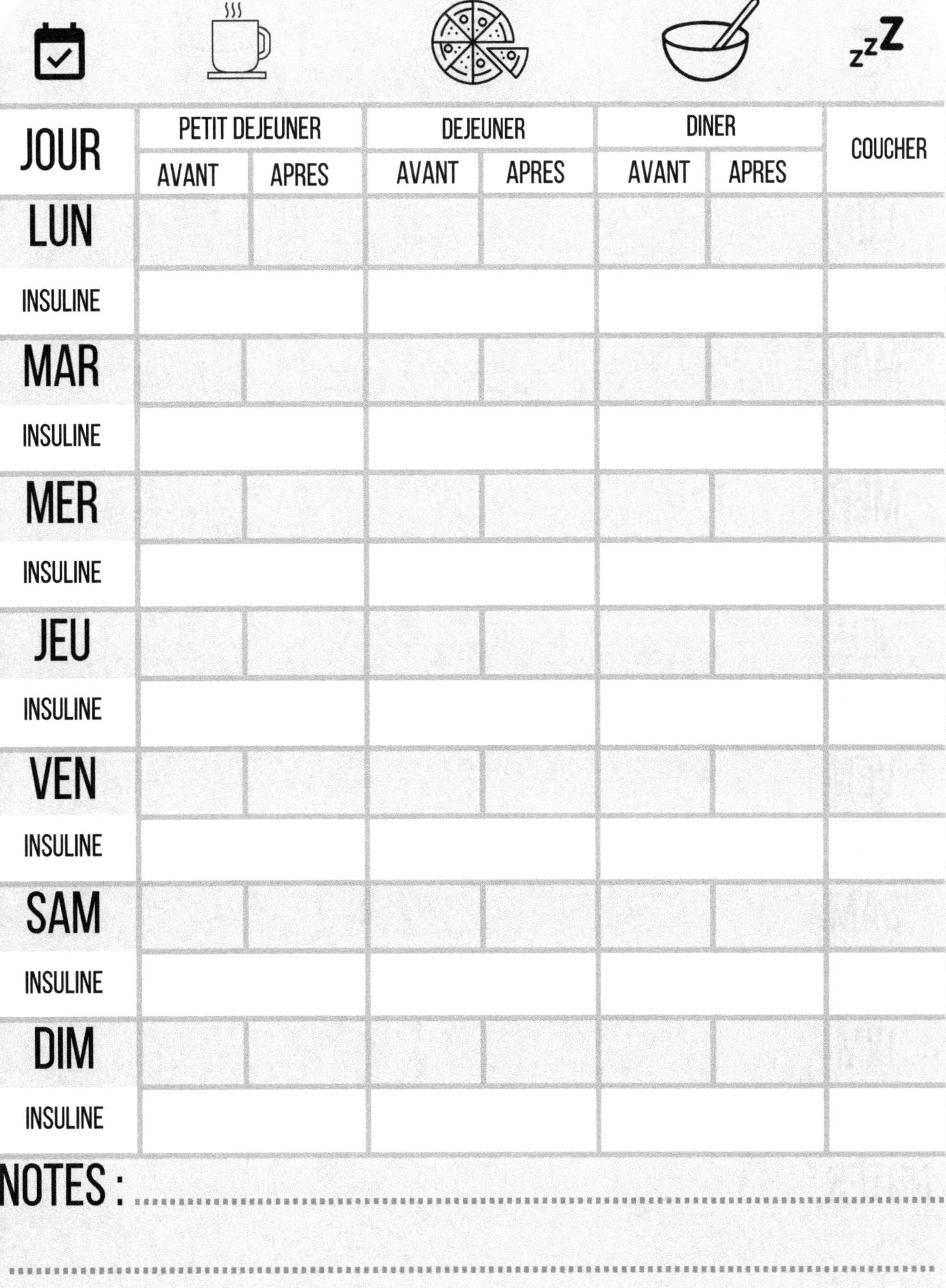

JOUR	PETIT DEJEUNER		DEJEUNER		DINER		COUCHER
	AVANT	APRES	AVANT	APRES	AVANT	APRES	
LUN							
INSULINE							
MAR							
INSULINE							
MER							
INSULINE							
JEU							
INSULINE							
VEN							
INSULINE							
SAM							
INSULINE							
DIM							
INSULINE							

NOTES : ....

....

....

SEMAINE DU .... AU ....

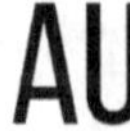

JOUR	PETIT DEJEUNER		DEJEUNER		DINER		COUCHER
	 AVANT	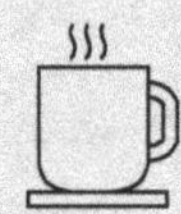 APRES	AVANT	APRES	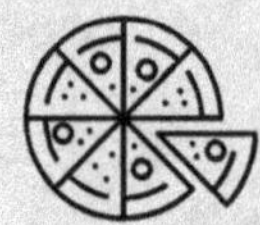 AVANT	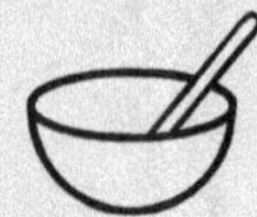 APRES	
LUN							
INSULINE							
MAR							
INSULINE							
MER							
INSULINE							
JEU							
INSULINE							
VEN							
INSULINE							
SAM							
INSULINE							
DIM							
INSULINE							

NOTES : ....
....

SEMAINE DU _______________ AU _______________

 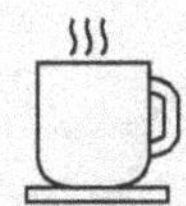 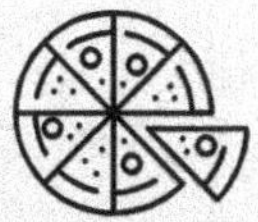 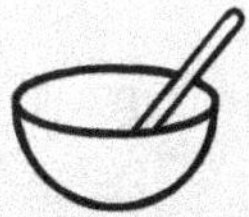

JOUR	PETIT DEJEUNER		DEJEUNER		DINER		COUCHER
	AVANT	APRES	AVANT	APRES	AVANT	APRES	
LUN							
INSULINE							
MAR							
INSULINE							
MER							
INSULINE							
JEU							
INSULINE							
VEN							
INSULINE							
SAM							
INSULINE							
DIM							
INSULINE							

NOTES : ....

....

....

SEMAINE DU .... AU ....

 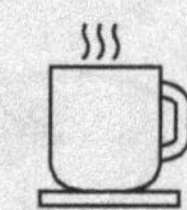 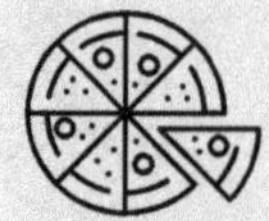 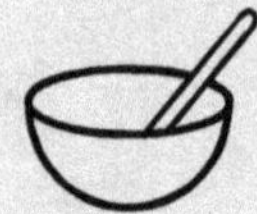

JOUR	PETIT DEJEUNER		DEJEUNER		DINER		COUCHER
	AVANT	APRES	AVANT	APRES	AVANT	APRES	
LUN							
INSULINE							
MAR							
INSULINE							
MER							
INSULINE							
JEU							
INSULINE							
VEN							
INSULINE							
SAM							
INSULINE							
DIM							
INSULINE							

NOTES : ....

....

SEMAINE DU ______________ AU ______________

JOUR	PETIT DEJEUNER		DEJEUNER		DINER		COUCHER
	AVANT	APRES	AVANT	APRES	AVANT	APRES	
LUN							
INSULINE							
MAR							
INSULINE							
MER							
INSULINE							
JEU							
INSULINE							
VEN							
INSULINE							
SAM							
INSULINE							
DIM							
INSULINE							

NOTES : ....

....

....

SEMAINE DU .... AU ....

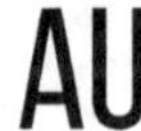

JOUR	PETIT DEJEUNER		DEJEUNER		DINER		COUCHER
	AVANT	APRES	AVANT	APRES	AVANT	APRES	
LUN							
INSULINE							
MAR							
INSULINE							
MER							
INSULINE							
JEU							
INSULINE							
VEN							
INSULINE							
SAM							
INSULINE							
DIM							
INSULINE							

NOTES : ....

....

....

SEMAINE DU .... AU ....

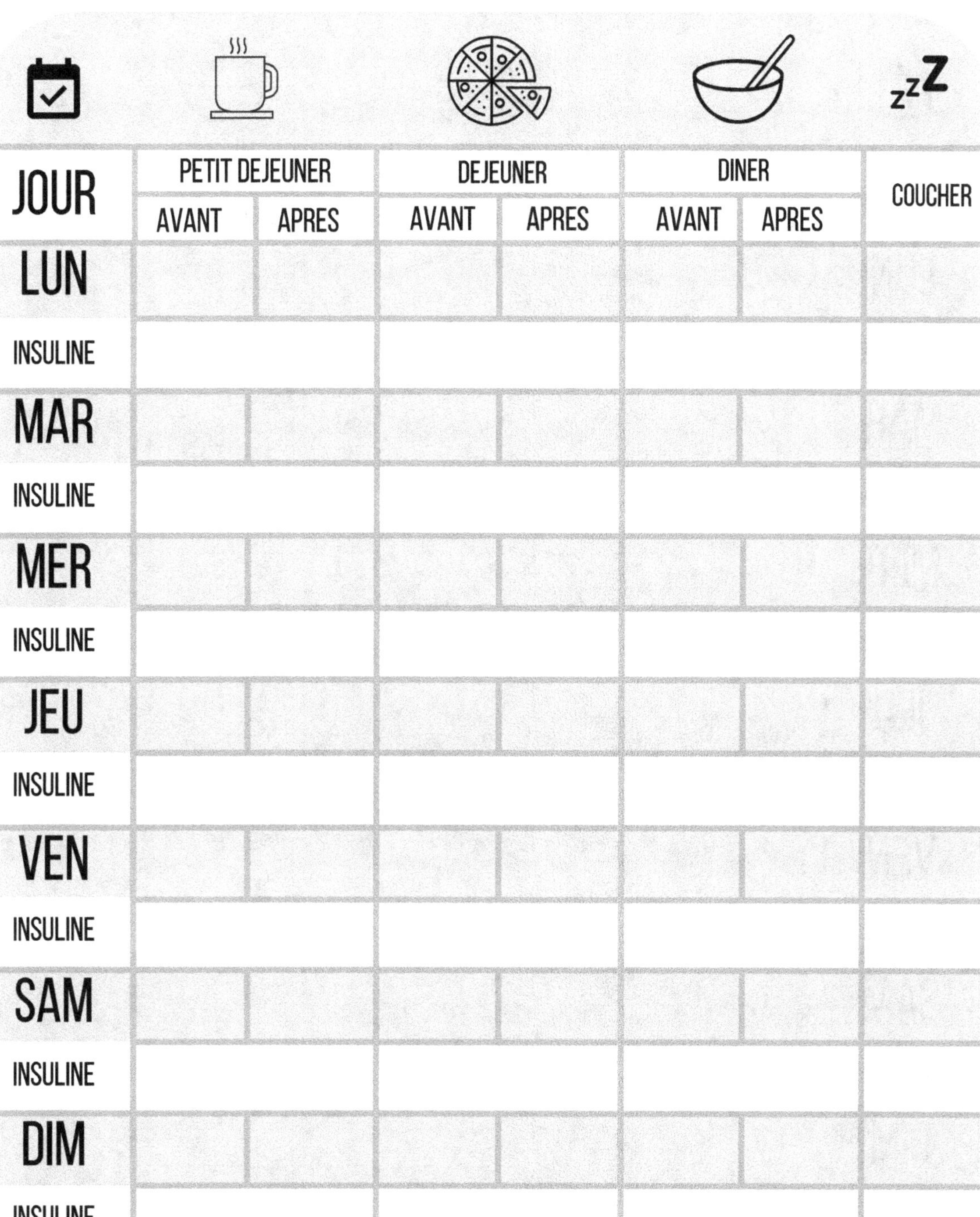

JOUR	PETIT DEJEUNER		DEJEUNER		DINER		COUCHER
	AVANT	APRES	AVANT	APRES	AVANT	APRES	
LUN							
INSULINE							
MAR							
INSULINE							
MER							
INSULINE							
JEU							
INSULINE							
VEN							
INSULINE							
SAM							
INSULINE							
DIM							
INSULINE							

NOTES : ....

SEMAINE DU __________ AU __________

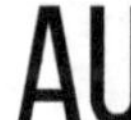

JOUR		PETIT DEJEUNER 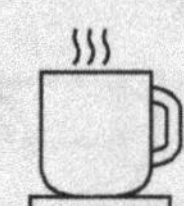		DEJEUNER 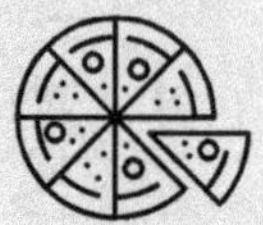		DINER 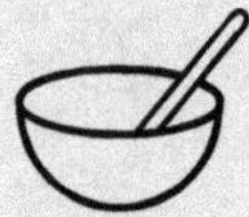		COUCHER
		AVANT	APRES	AVANT	APRES	AVANT	APRES	
LUN								
INSULINE								
MAR								
INSULINE								
MER								
INSULINE								
JEU								
INSULINE								
VEN								
INSULINE								
SAM								
INSULINE								
DIM								
INSULINE								

NOTES : ....

....

....

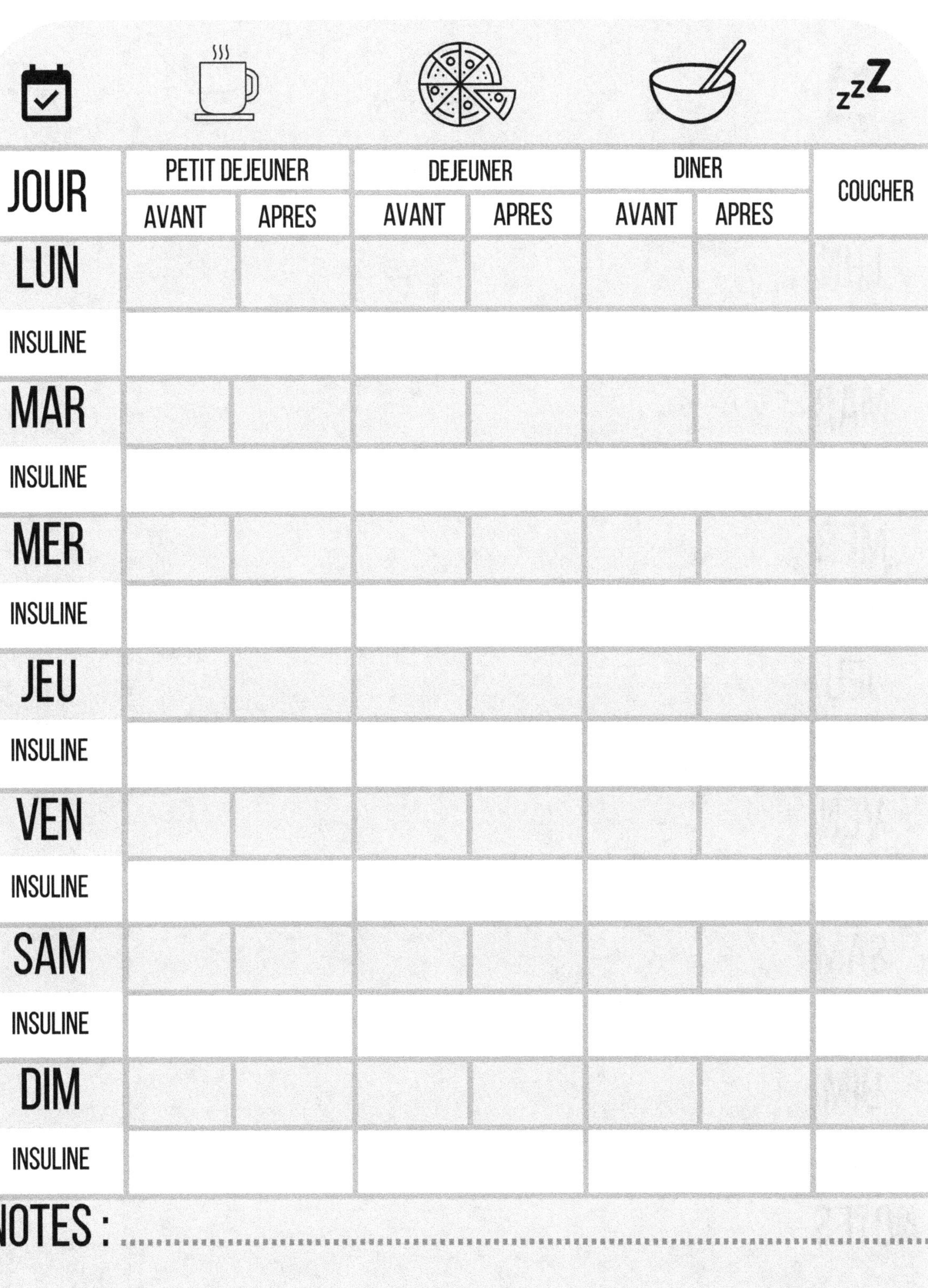

JOUR	PETIT DEJEUNER		DEJEUNER		DINER		COUCHER
	AVANT	APRES	AVANT	APRES	AVANT	APRES	
LUN							
INSULINE							
MAR							
INSULINE							
MER							
INSULINE							
JEU							
INSULINE							
VEN							
INSULINE							
SAM							
INSULINE							
DIM							
INSULINE							

NOTES :

SEMAINE DU .... AU ....

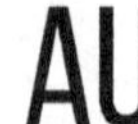

JOUR	PETIT DEJEUNER		DEJEUNER		DINER		COUCHER
	AVANT	APRES	AVANT	APRES	AVANT	APRES	
LUN							
INSULINE							
MAR							
INSULINE							
MER							
INSULINE							
JEU							
INSULINE							
VEN							
INSULINE							
SAM							
INSULINE							
DIM							
INSULINE							

NOTES : ....

....

....

SEMAINE DU .... AU ....

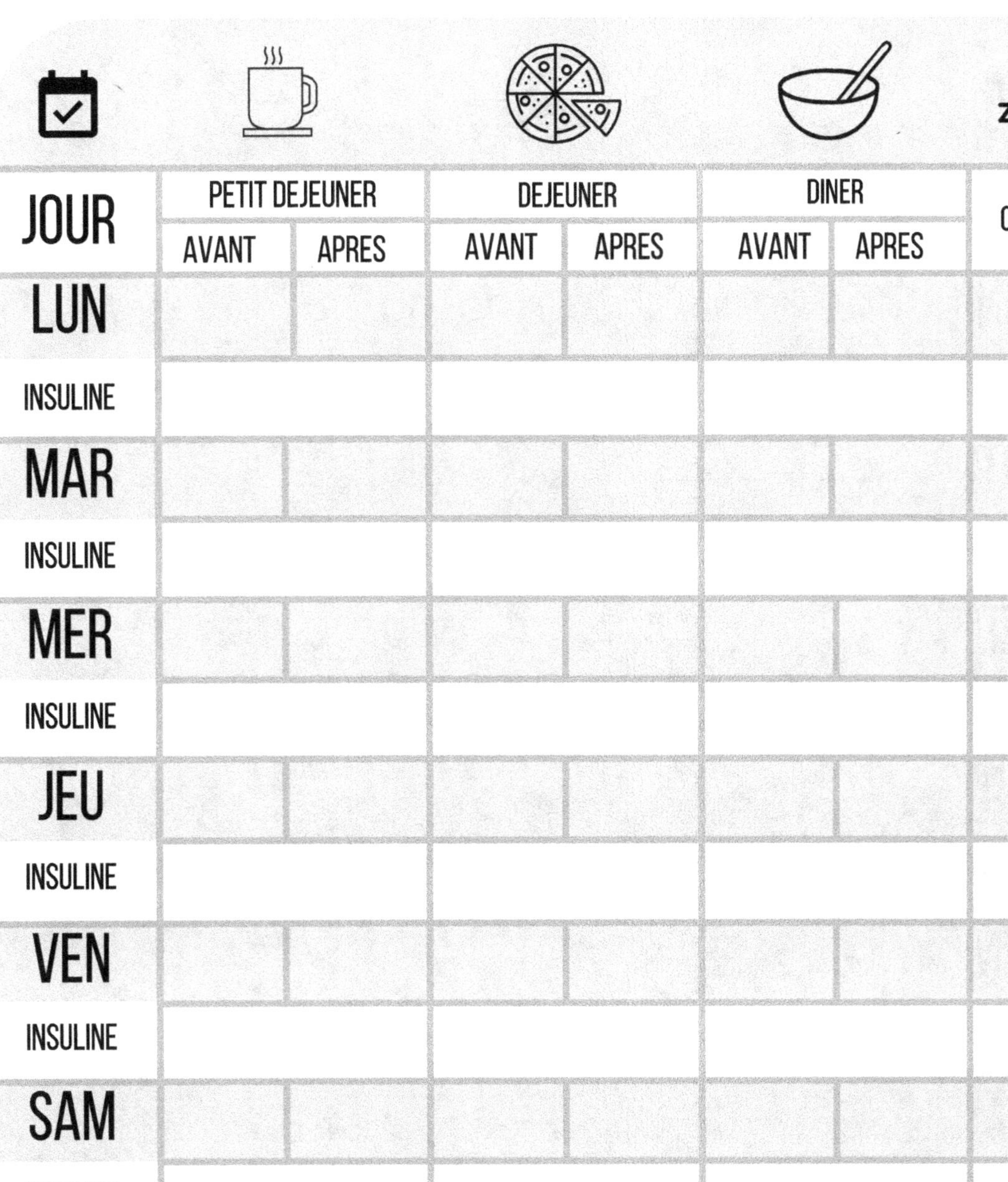

JOUR	PETIT DEJEUNER		DEJEUNER		DINER		COUCHER
	AVANT	APRES	AVANT	APRES	AVANT	APRES	
LUN							
INSULINE							
MAR							
INSULINE							
MER							
INSULINE							
JEU							
INSULINE							
VEN							
INSULINE							
SAM							
INSULINE							
DIM							
INSULINE							

NOTES : ....

....

....

SEMAINE DU .... AU ....

 JOUR	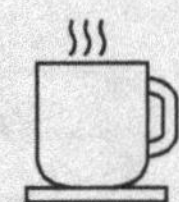 PETIT DEJEUNER		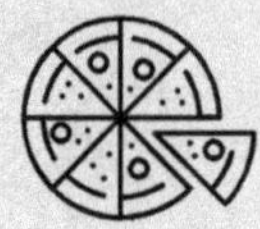 DEJEUNER		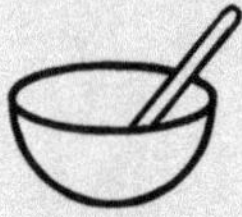 DINER		COUCHER
	AVANT	APRES	AVANT	APRES	AVANT	APRES	
LUN							
INSULINE							
MAR							
INSULINE							
MER							
INSULINE							
JEU							
INSULINE							
VEN							
INSULINE							
SAM							
INSULINE							
DIM							
INSULINE							

NOTES : ....

....

....

SEMAINE DU ____________ AU ____________

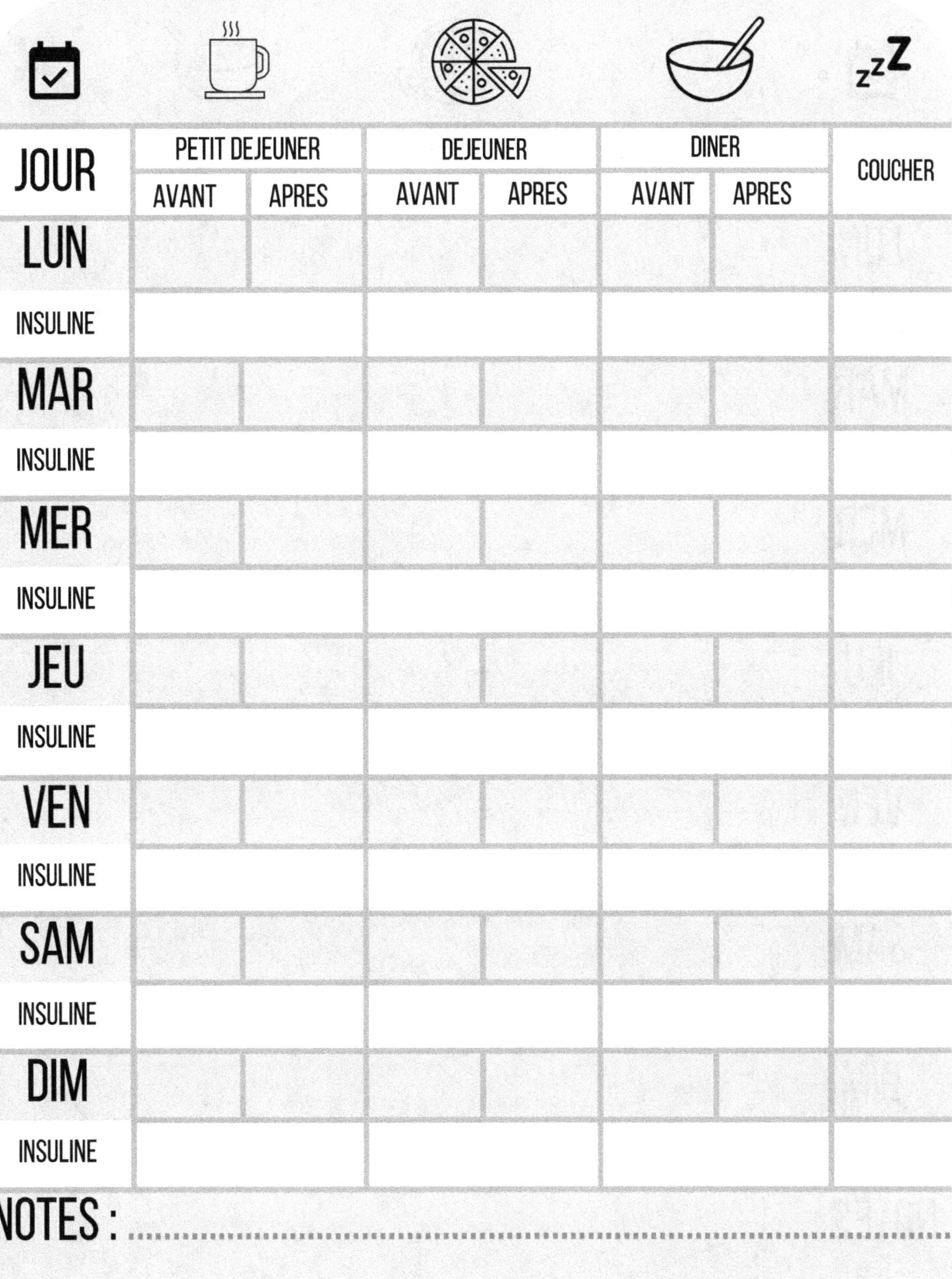

JOUR	PETIT DEJEUNER		DEJEUNER		DINER		COUCHER
	AVANT	APRES	AVANT	APRES	AVANT	APRES	
LUN							
INSULINE							
MAR							
INSULINE							
MER							
INSULINE							
JEU							
INSULINE							
VEN							
INSULINE							
SAM							
INSULINE							
DIM							
INSULINE							

NOTES : ....

....

....

SEMAINE DU .... AU ....

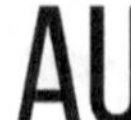

JOUR	PETIT DEJEUNER		DEJEUNER		DINER		COUCHER
	AVANT	APRES	AVANT	APRES	AVANT	APRES	
LUN							
INSULINE							
MAR							
INSULINE							
MER							
INSULINE							
JEU							
INSULINE							
VEN							
INSULINE							
SAM							
INSULINE							
DIM							
INSULINE							

NOTES :

SEMAINE DU .... AU ....

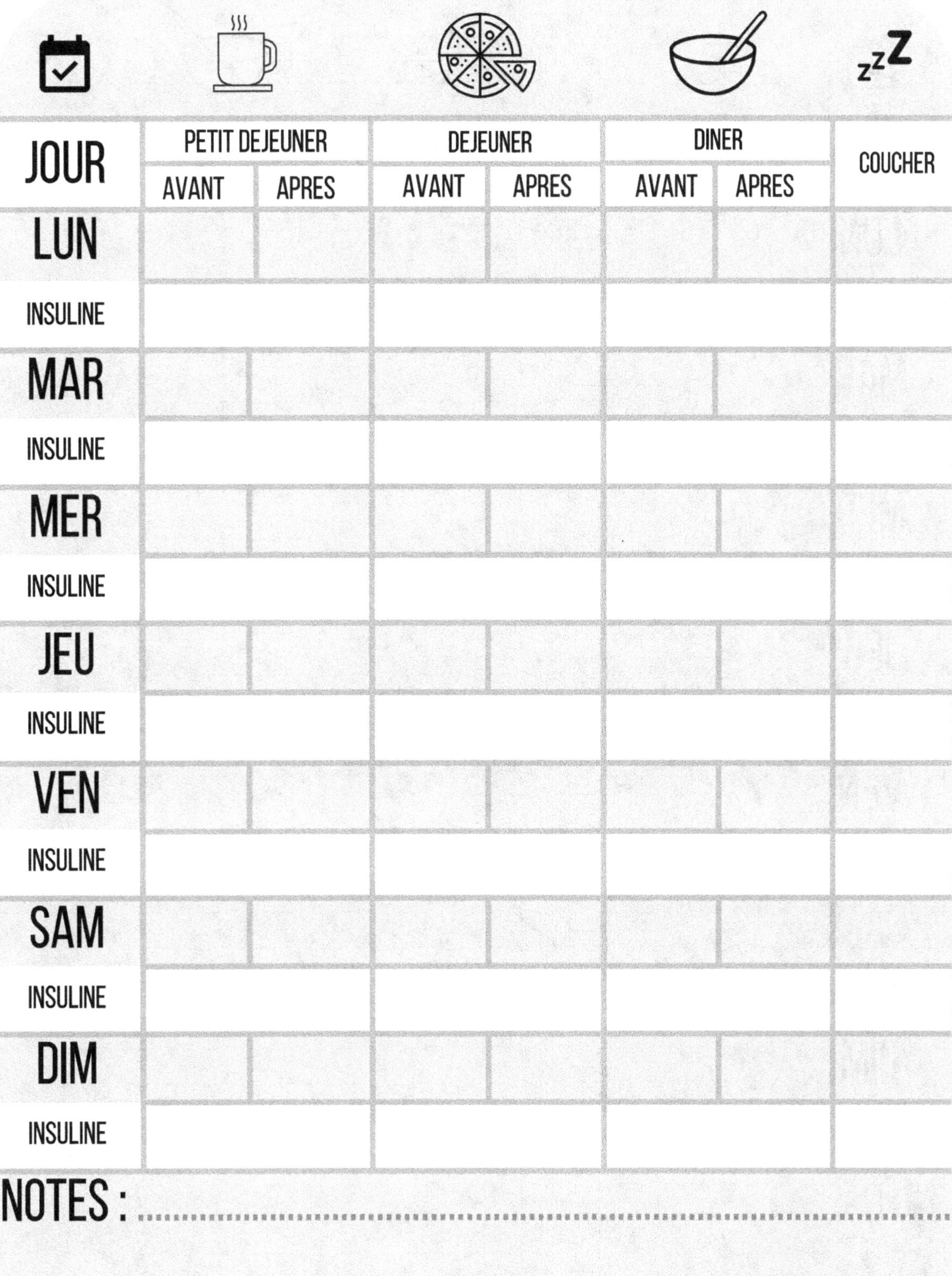

JOUR	PETIT DEJEUNER		DEJEUNER		DINER		COUCHER
	AVANT	APRES	AVANT	APRES	AVANT	APRES	
LUN							
INSULINE							
MAR							
INSULINE							
MER							
INSULINE							
JEU							
INSULINE							
VEN							
INSULINE							
SAM							
INSULINE							
DIM							
INSULINE							

NOTES : ....

....

....

SEMAINE DU ________________ AU ________________

JOUR	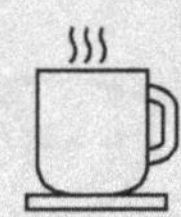 PETIT DEJEUNER		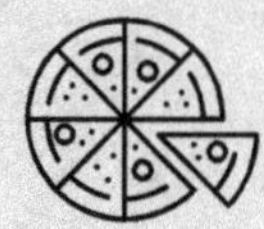 DEJEUNER		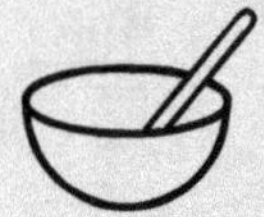 DINER		COUCHER
	AVANT	APRES	AVANT	APRES	AVANT	APRES	
LUN							
INSULINE							
MAR							
INSULINE							
MER							
INSULINE							
JEU							
INSULINE							
VEN							
INSULINE							
SAM							
INSULINE							
DIM							
INSULINE							

NOTES : ....

....

....

SEMAINE DU ____________ AU ____________

 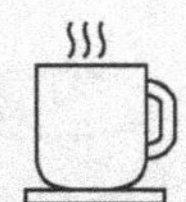 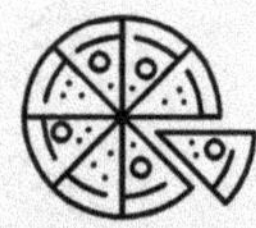 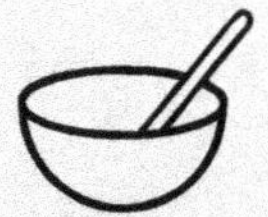

JOUR	PETIT DEJEUNER		DEJEUNER		DINER		COUCHER
	AVANT	APRES	AVANT	APRES	AVANT	APRES	
LUN							
INSULINE							
MAR							
INSULINE							
MER							
INSULINE							
JEU							
INSULINE							
VEN							
INSULINE							
SAM							
INSULINE							
DIM							
INSULINE							

NOTES : ....

....

....

SEMAINE DU .... AU ....

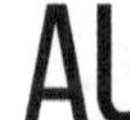

JOUR	PETIT DEJEUNER		DEJEUNER		DINER		COUCHER
	AVANT	APRES	AVANT	APRES	AVANT	APRES	
LUN							
INSULINE							
MAR							
INSULINE							
MER							
INSULINE							
JEU							
INSULINE							
VEN							
INSULINE							
SAM							
INSULINE							
DIM							
INSULINE							

NOTES : ....

....

....

SEMAINE DU .... AU ....

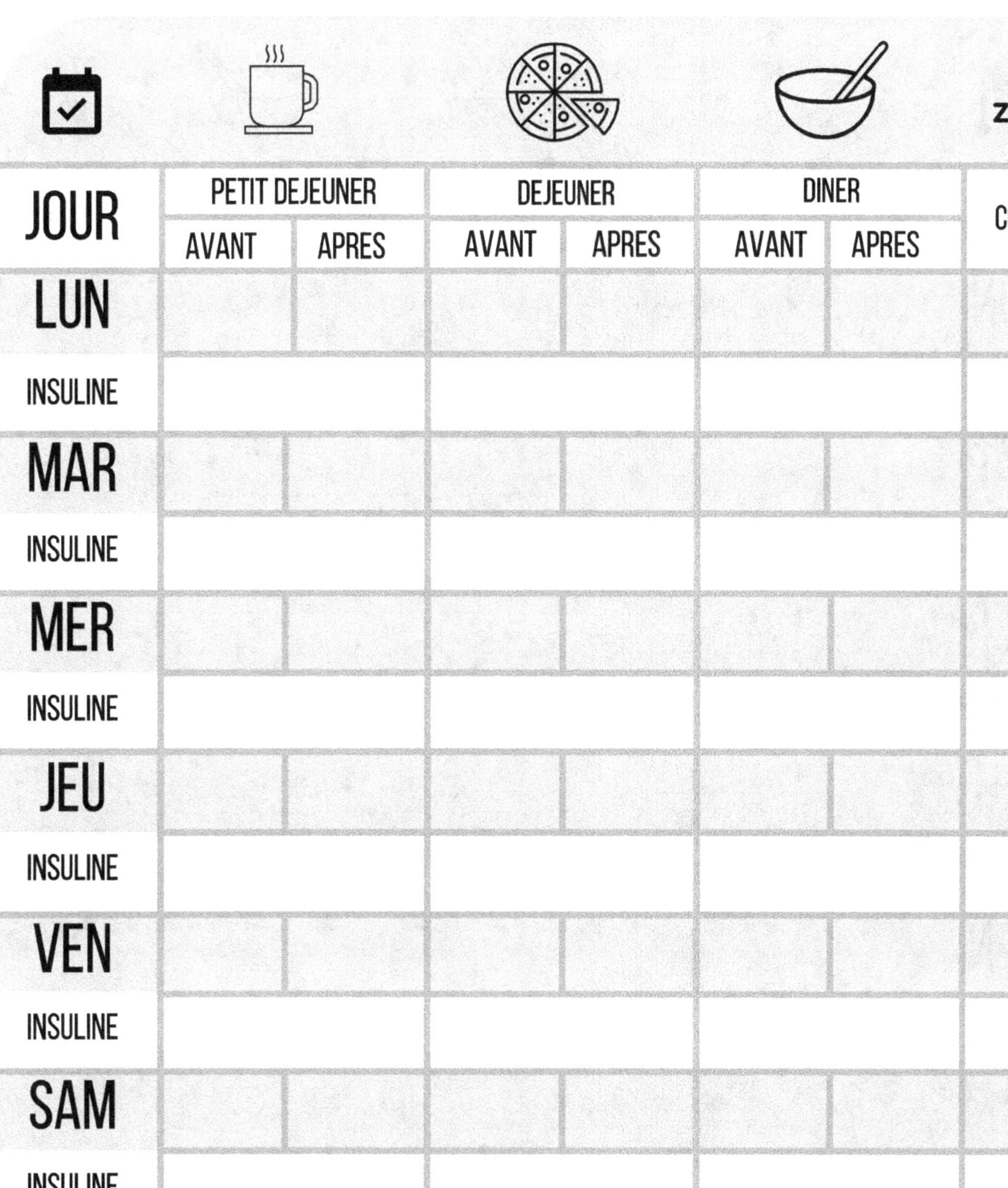

JOUR	PETIT DEJEUNER		DEJEUNER		DINER		COUCHER
	AVANT	APRES	AVANT	APRES	AVANT	APRES	
LUN							
INSULINE							
MAR							
INSULINE							
MER							
INSULINE							
JEU							
INSULINE							
VEN							
INSULINE							
SAM							
INSULINE							
DIM							
INSULINE							

NOTES : ....
....
....

SEMAINE DU .... AU ....

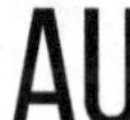

JOUR	PETIT DEJEUNER		DEJEUNER		DINER		COUCHER
	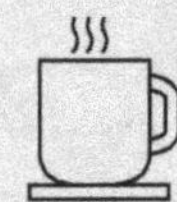		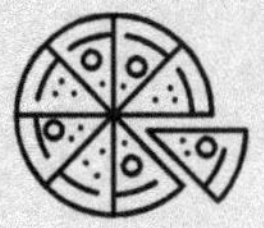		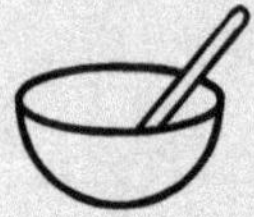		
	AVANT	APRES	AVANT	APRES	AVANT	APRES	
LUN							
INSULINE							
MAR							
INSULINE							
MER							
INSULINE							
JEU							
INSULINE							
VEN							
INSULINE							
SAM							
INSULINE							
DIM							
INSULINE							

NOTES : ....

....

SEMAINE DU .... AU ....

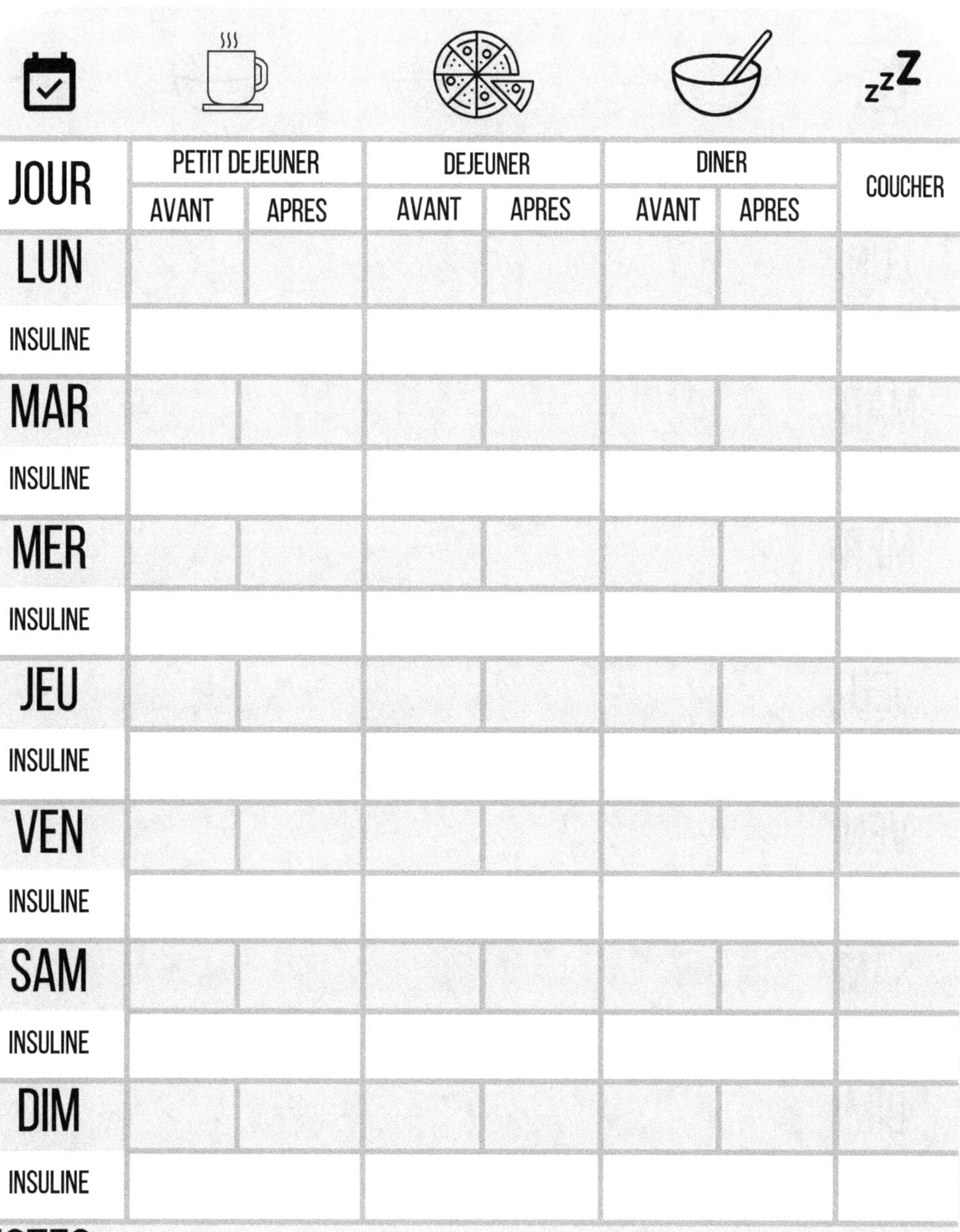

JOUR	PETIT DEJEUNER		DEJEUNER		DINER		COUCHER
	AVANT	APRES	AVANT	APRES	AVANT	APRES	
LUN							
INSULINE							
MAR							
INSULINE							
MER							
INSULINE							
JEU							
INSULINE							
VEN							
INSULINE							
SAM							
INSULINE							
DIM							
INSULINE							

NOTES : ....

....

SEMAINE DU .... AU ....

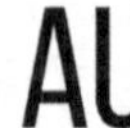

JOUR	PETIT DEJEUNER		DEJEUNER		DINER		COUCHER
	AVANT	APRES	AVANT	APRES	AVANT	APRES	
LUN							
INSULINE							
MAR							
INSULINE							
MER							
INSULINE							
JEU							
INSULINE							
VEN							
INSULINE							
SAM							
INSULINE							
DIM							
INSULINE							

NOTES : ....

....

....

SEMAINE DU ____________ AU ____________

 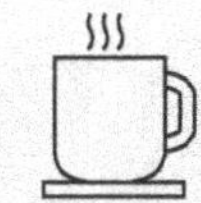 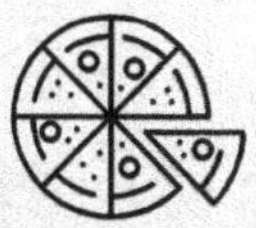 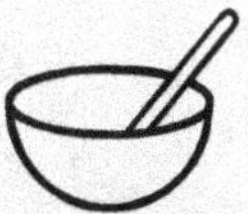

JOUR	PETIT DEJEUNER		DEJEUNER		DINER		COUCHER
	AVANT	APRES	AVANT	APRES	AVANT	APRES	
LUN							
INSULINE							
MAR							
INSULINE							
MER							
INSULINE							
JEU							
INSULINE							
VEN							
INSULINE							
SAM							
INSULINE							
DIM							
INSULINE							

NOTES : ....

SEMAINE DU .... AU ....

JOUR	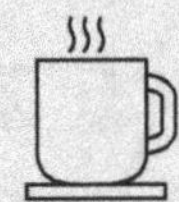 PETIT DEJEUNER		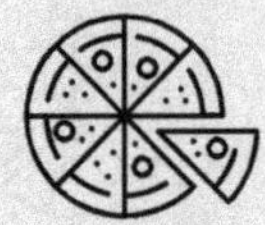 DEJEUNER		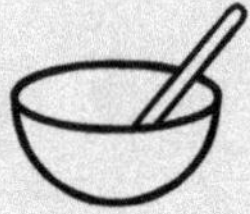 DINER		COUCHER
	AVANT	APRES	AVANT	APRES	AVANT	APRES	
LUN							
INSULINE							
MAR							
INSULINE							
MER							
INSULINE							
JEU							
INSULINE							
VEN							
INSULINE							
SAM							
INSULINE							
DIM							
INSULINE							

NOTES : ....

....

....

SEMAINE DU ____________ AU ____________

 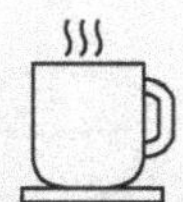 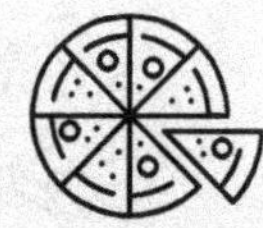 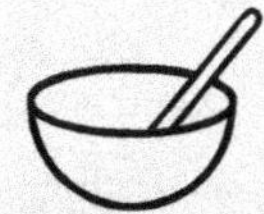

JOUR	PETIT DEJEUNER		DEJEUNER		DINER		COUCHER
	AVANT	APRES	AVANT	APRES	AVANT	APRES	
LUN							
INSULINE							
MAR							
INSULINE							
MER							
INSULINE							
JEU							
INSULINE							
VEN							
INSULINE							
SAM							
INSULINE							
DIM							
INSULINE							

NOTES : ....

....

....

SEMAINE DU .... AU ....

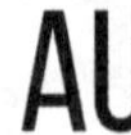

JOUR	PETIT DEJEUNER		DEJEUNER		DINER		COUCHER
	AVANT	APRES	AVANT	APRES	AVANT	APRES	
LUN							
INSULINE							
MAR							
INSULINE							
MER							
INSULINE							
JEU							
INSULINE							
VEN							
INSULINE							
SAM							
INSULINE							
DIM							
INSULINE							

NOTES : ....

SEMAINE DU .... AU ....

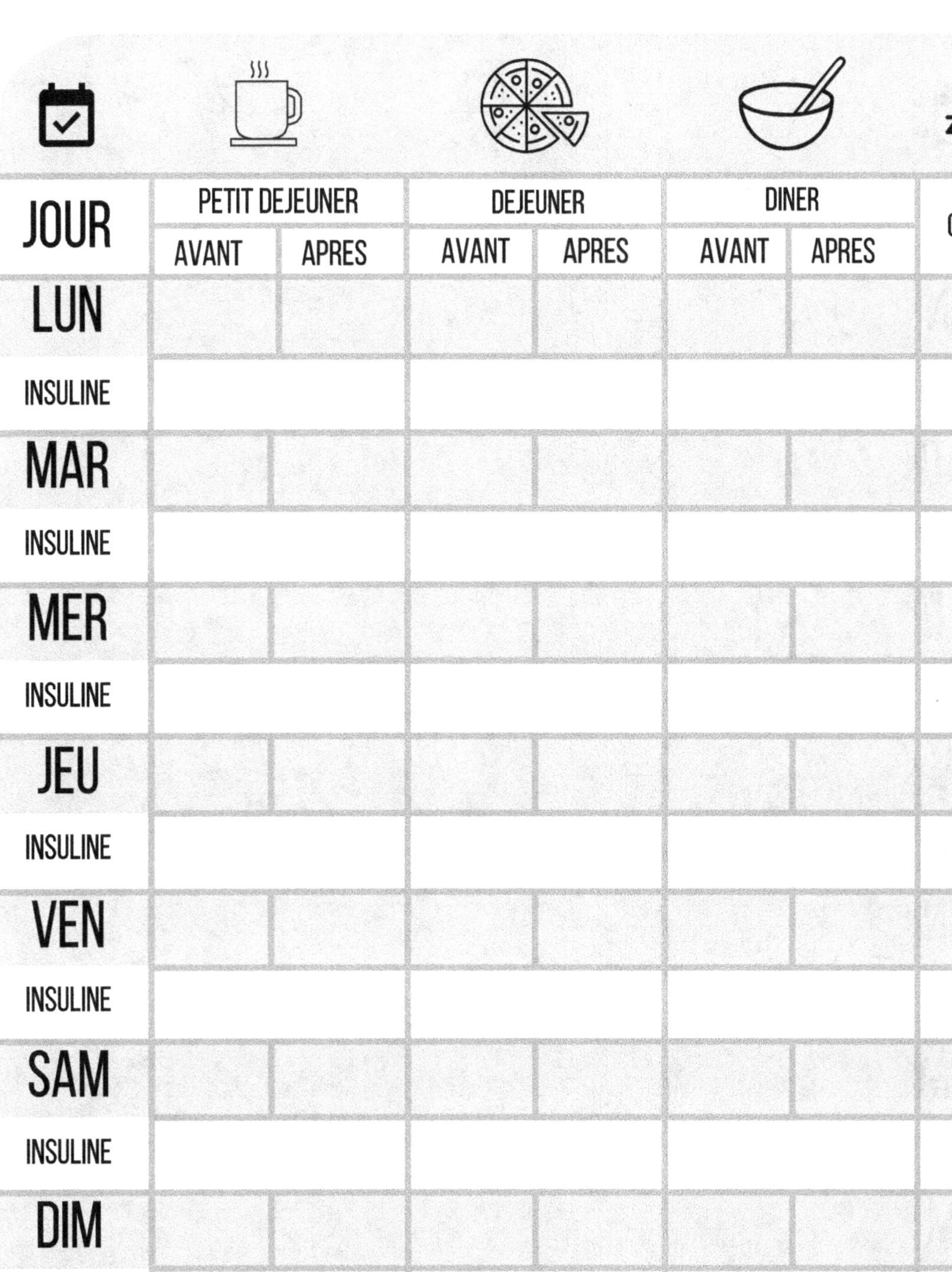

JOUR	PETIT DEJEUNER		DEJEUNER		DINER		COUCHER
	AVANT	APRES	AVANT	APRES	AVANT	APRES	
LUN							
INSULINE							
MAR							
INSULINE							
MER							
INSULINE							
JEU							
INSULINE							
VEN							
INSULINE							
SAM							
INSULINE							
DIM							
INSULINE							

NOTES : ....

....

....

SEMAINE DU .... AU ....

 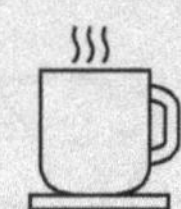 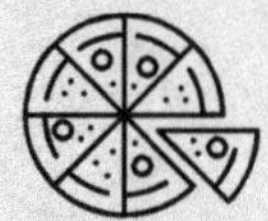 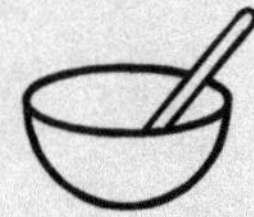

JOUR	PETIT DEJEUNER		DEJEUNER		DINER		COUCHER
	AVANT	APRES	AVANT	APRES	AVANT	APRES	
LUN							
INSULINE							
MAR							
INSULINE							
MER							
INSULINE							
JEU							
INSULINE							
VEN							
INSULINE							
SAM							
INSULINE							
DIM							
INSULINE							

NOTES : ....

....

....

SEMAINE DU   AU

 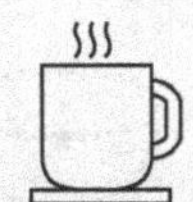 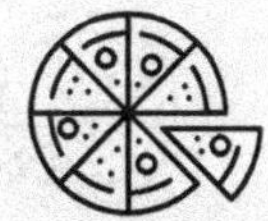 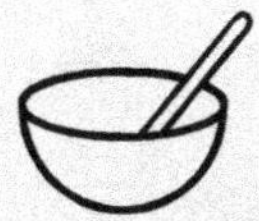

JOUR	PETIT DEJEUNER		DEJEUNER		DINER		COUCHER
	AVANT	APRES	AVANT	APRES	AVANT	APRES	
LUN							
INSULINE							
MAR							
INSULINE							
MER							
INSULINE							
JEU							
INSULINE							
VEN							
INSULINE							
SAM							
INSULINE							
DIM							
INSULINE							

NOTES : ....

....

....

SEMAINE DU .... AU ....

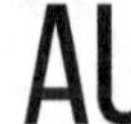

JOUR	PETIT DEJEUNER		DEJEUNER		DINER		COUCHER
	AVANT	APRES	AVANT	APRES	AVANT	APRES	
LUN							
INSULINE							
MAR							
INSULINE							
MER							
INSULINE							
JEU							
INSULINE							
VEN							
INSULINE							
SAM							
INSULINE							
DIM							
INSULINE							

NOTES : ....
....
....

SEMAINE DU _______________ AU _______________

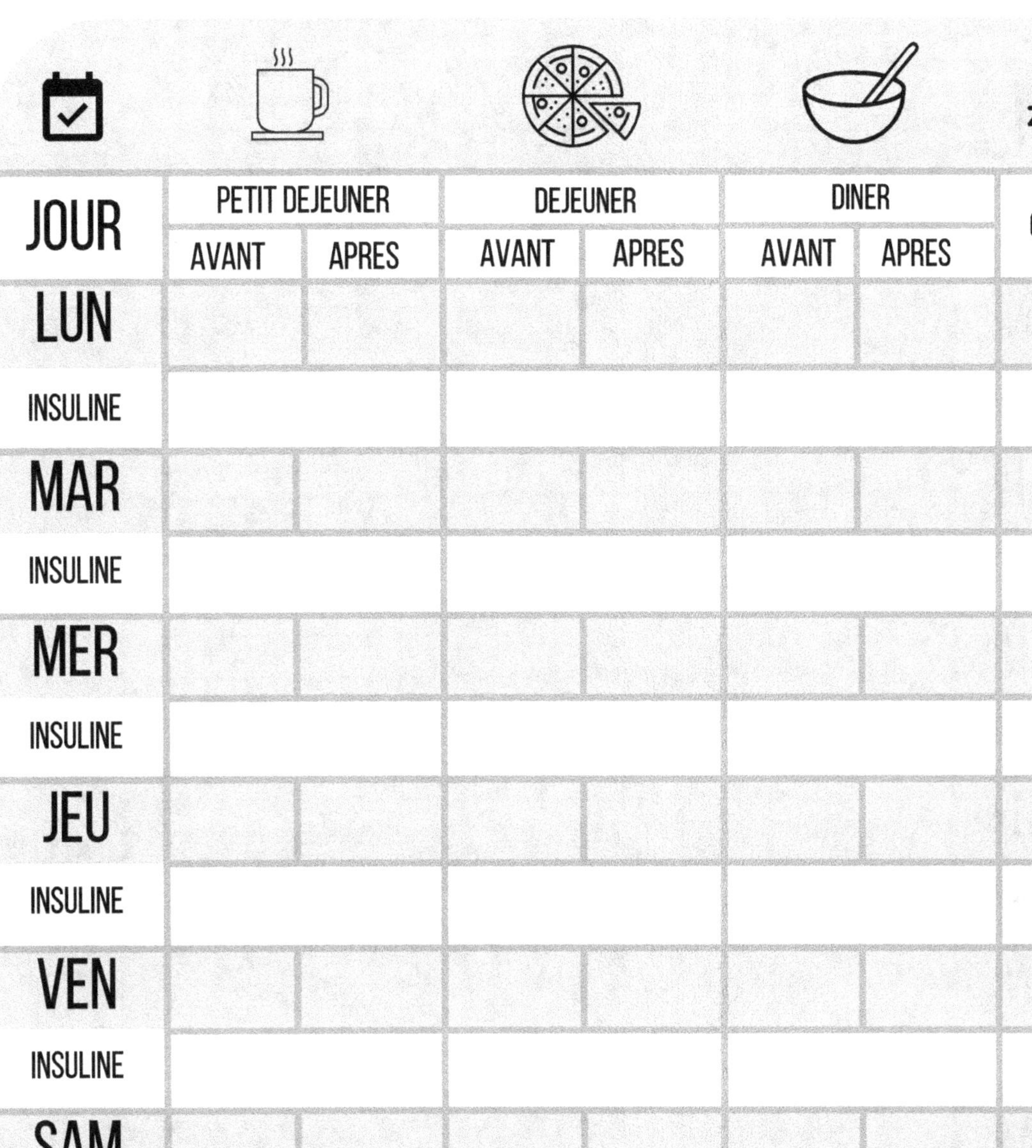

JOUR	PETIT DEJEUNER		DEJEUNER		DINER		COUCHER
	AVANT	APRES	AVANT	APRES	AVANT	APRES	
LUN							
INSULINE							
MAR							
INSULINE							
MER							
INSULINE							
JEU							
INSULINE							
VEN							
INSULINE							
SAM							
INSULINE							
DIM							
INSULINE							

NOTES : ....

SEMAINE DU .... AU ....

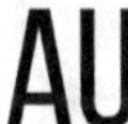

JOUR	PETIT DEJEUNER		DEJEUNER		DINER		COUCHER
	AVANT	APRES	AVANT	APRES	AVANT	APRES	
LUN							
INSULINE							
MAR							
INSULINE							
MER							
INSULINE							
JEU							
INSULINE							
VEN							
INSULINE							
SAM							
INSULINE							
DIM							
INSULINE							

NOTES : ....

....

....

SEMAINE DU   AU

 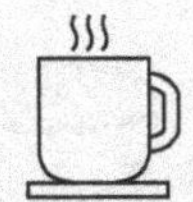 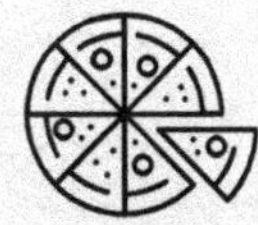 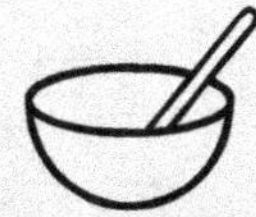

JOUR	PETIT DEJEUNER		DEJEUNER		DINER		COUCHER
	AVANT	APRES	AVANT	APRES	AVANT	APRES	
LUN							
INSULINE							
MAR							
INSULINE							
MER							
INSULINE							
JEU							
INSULINE							
VEN							
INSULINE							
SAM							
INSULINE							
DIM							
INSULINE							

NOTES : ....

....

....

SEMAINE DU .... AU ....

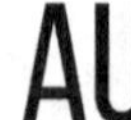

JOUR	PETIT DEJEUNER		DEJEUNER		DINER		COUCHER
	AVANT	APRES	AVANT	APRES	AVANT	APRES	
LUN							
INSULINE							
MAR							
INSULINE							
MER							
INSULINE							
JEU							
INSULINE							
VEN							
INSULINE							
SAM							
INSULINE							
DIM							
INSULINE							

NOTES : ....
....

....

SEMAINE DU   AU

 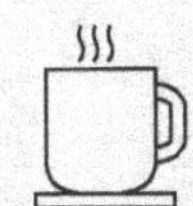 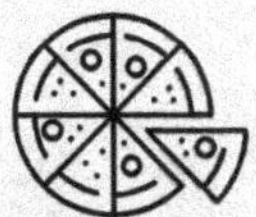 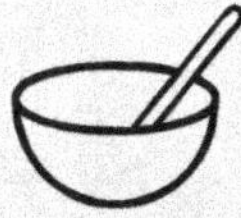

JOUR	PETIT DEJEUNER		DEJEUNER		DINER		COUCHER
	AVANT	APRES	AVANT	APRES	AVANT	APRES	
LUN							
INSULINE							
MAR							
INSULINE							
MER							
INSULINE							
JEU							
INSULINE							
VEN							
INSULINE							
SAM							
INSULINE							
DIM							
INSULINE							

NOTES : ....

....

....

SEMAINE DU .... AU ....

JOUR	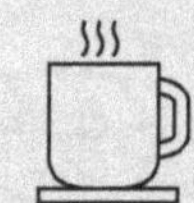 PETIT DEJEUNER		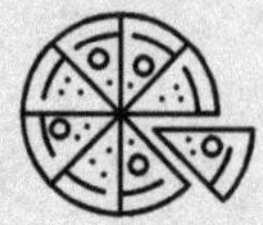 DEJEUNER		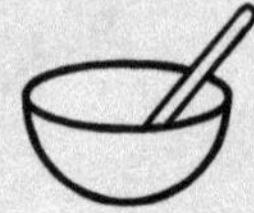 DINER		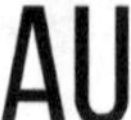 COUCHER
	AVANT	APRES	AVANT	APRES	AVANT	APRES	
LUN							
INSULINE							
MAR							
INSULINE							
MER							
INSULINE							
JEU							
INSULINE							
VEN							
INSULINE							
SAM							
INSULINE							
DIM							
INSULINE							

NOTES : ....

....

....

SEMAINE DU   AU

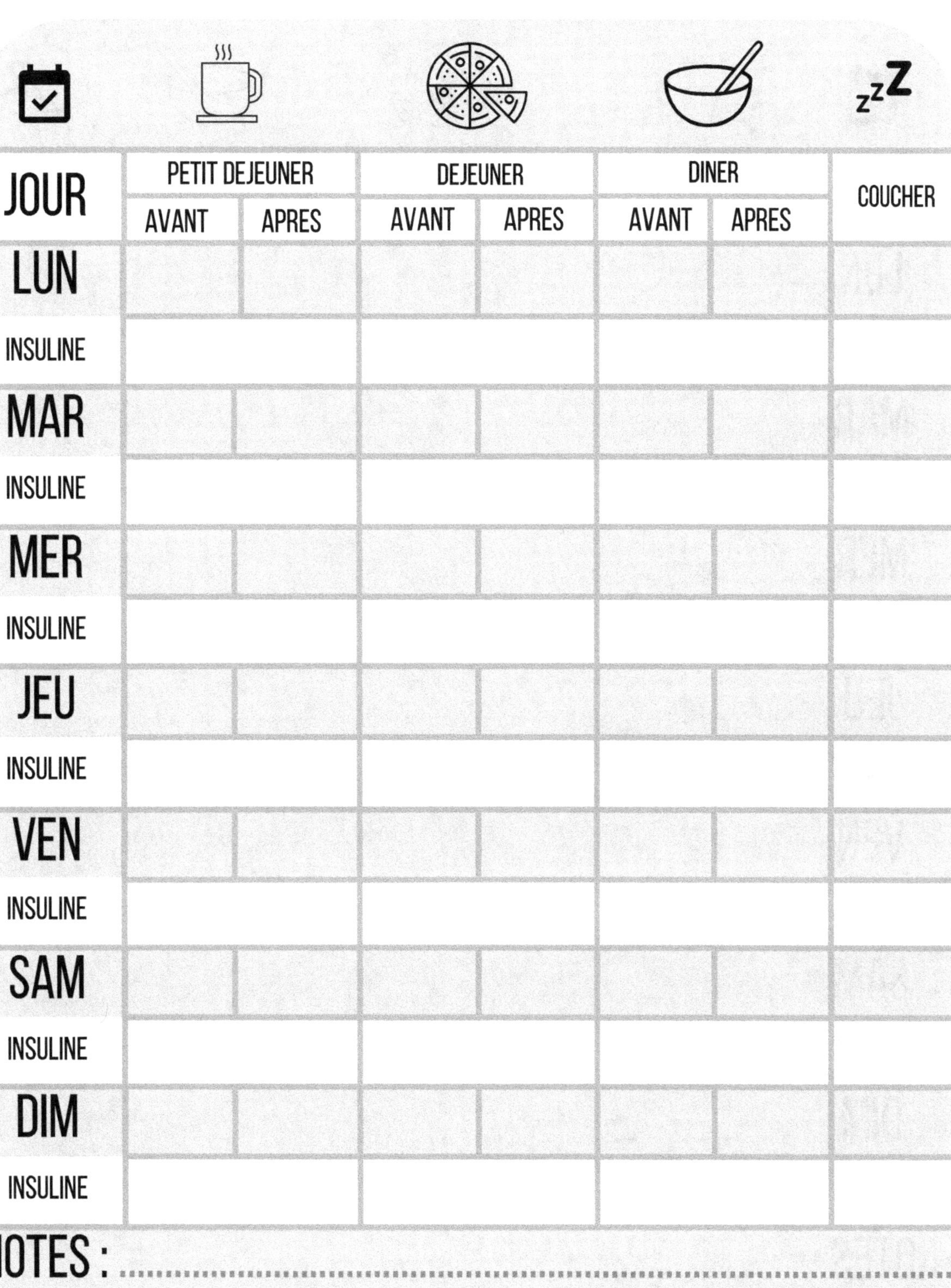

JOUR	PETIT DEJEUNER		DEJEUNER		DINER		COUCHER
	AVANT	APRES	AVANT	APRES	AVANT	APRES	
LUN							
INSULINE							
MAR							
INSULINE							
MER							
INSULINE							
JEU							
INSULINE							
VEN							
INSULINE							
SAM							
INSULINE							
DIM							
INSULINE							

NOTES :

SEMAINE DU .... AU ....

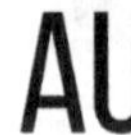

JOUR	PETIT DEJEUNER		DEJEUNER		DINER		COUCHER
	AVANT	APRES	AVANT	APRES	AVANT	APRES	
LUN							
INSULINE							
MAR							
INSULINE							
MER							
INSULINE							
JEU							
INSULINE							
VEN							
INSULINE							
SAM							
INSULINE							
DIM							
INSULINE							

NOTES : ....

....

....

SEMAINE DU .... AU ....

 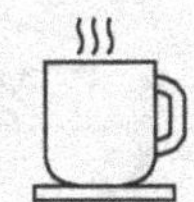 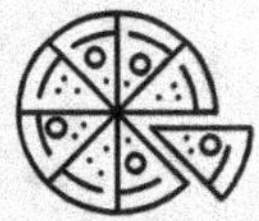 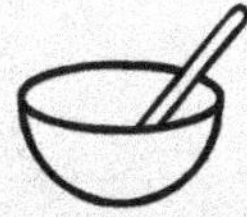

JOUR	PETIT DEJEUNER		DEJEUNER		DINER		COUCHER
	AVANT	APRES	AVANT	APRES	AVANT	APRES	
LUN							
INSULINE							
MAR							
INSULINE							
MER							
INSULINE							
JEU							
INSULINE							
VEN							
INSULINE							
SAM							
INSULINE							
DIM							
INSULINE							

NOTES : ....

....

....

SEMAINE DU .... AU ....

 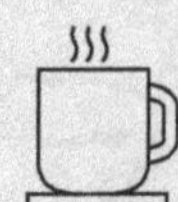 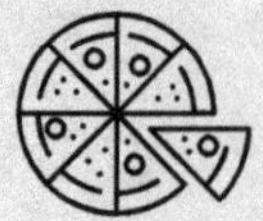 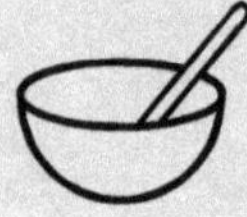

JOUR	PETIT DEJEUNER		DEJEUNER		DINER		COUCHER
	AVANT	APRES	AVANT	APRES	AVANT	APRES	
LUN							
INSULINE							
MAR							
INSULINE							
MER							
INSULINE							
JEU							
INSULINE							
VEN							
INSULINE							
SAM							
INSULINE							
DIM							
INSULINE							

NOTES : ....

....

....

SEMAINE DU   AU

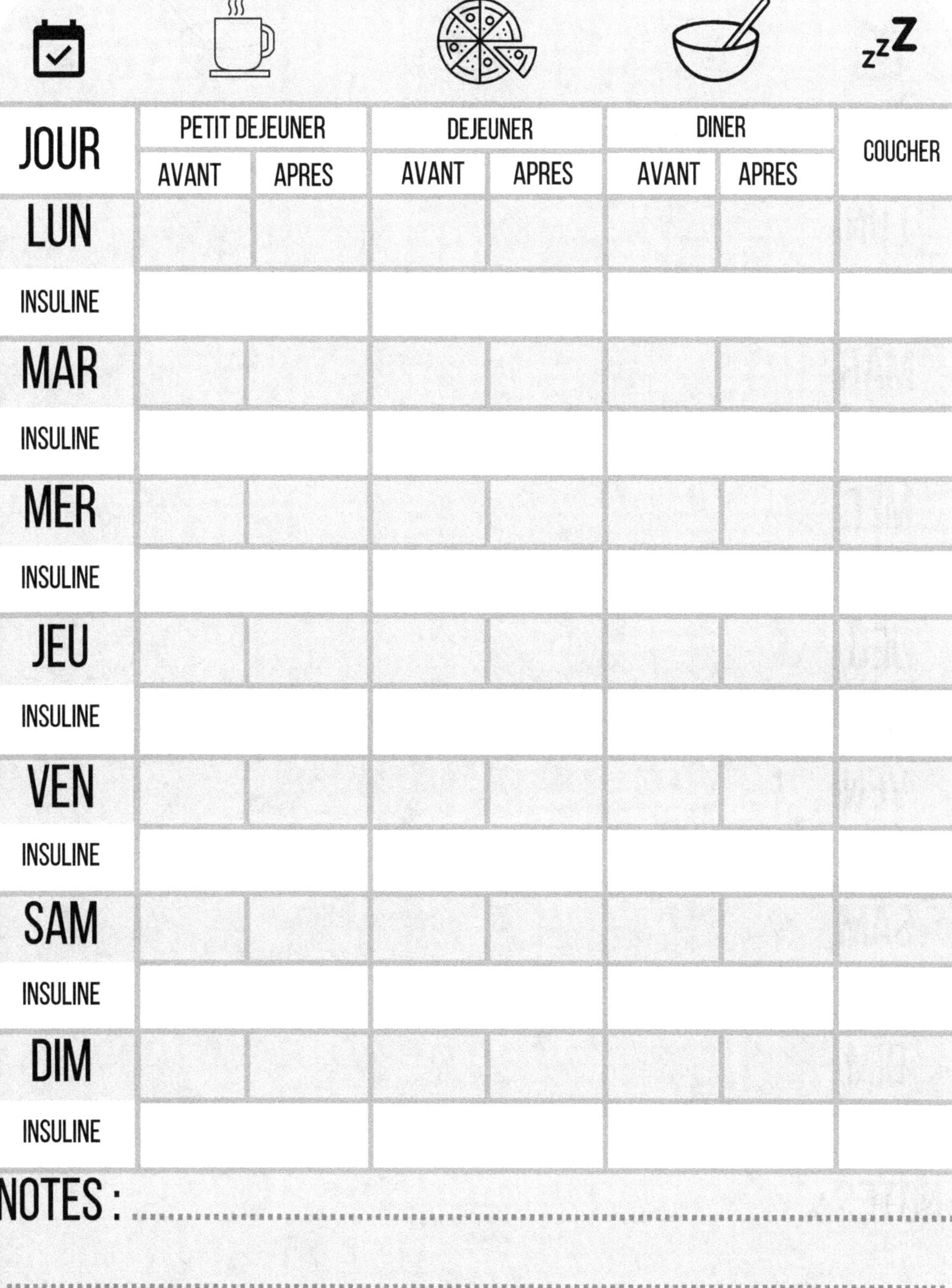

JOUR	PETIT DEJEUNER		DEJEUNER		DINER		COUCHER
	AVANT	APRES	AVANT	APRES	AVANT	APRES	
LUN							
INSULINE							
MAR							
INSULINE							
MER							
INSULINE							
JEU							
INSULINE							
VEN							
INSULINE							
SAM							
INSULINE							
DIM							
INSULINE							

NOTES : ....

....

....

SEMAINE DU .... AU ....

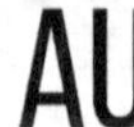

JOUR		PETIT DEJEUNER	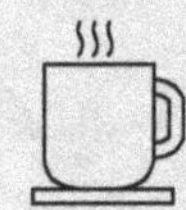 DEJEUNER		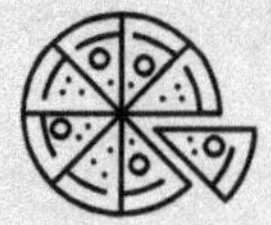 DINER		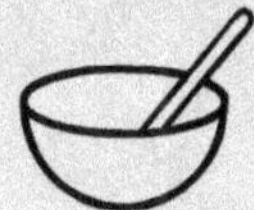 COUCHER
	AVANT	APRES	AVANT	APRES	AVANT	APRES	
LUN							
INSULINE							
MAR							
INSULINE							
MER							
INSULINE							
JEU							
INSULINE							
VEN							
INSULINE							
SAM							
INSULINE							
DIM							
INSULINE							

NOTES : ....

....

....

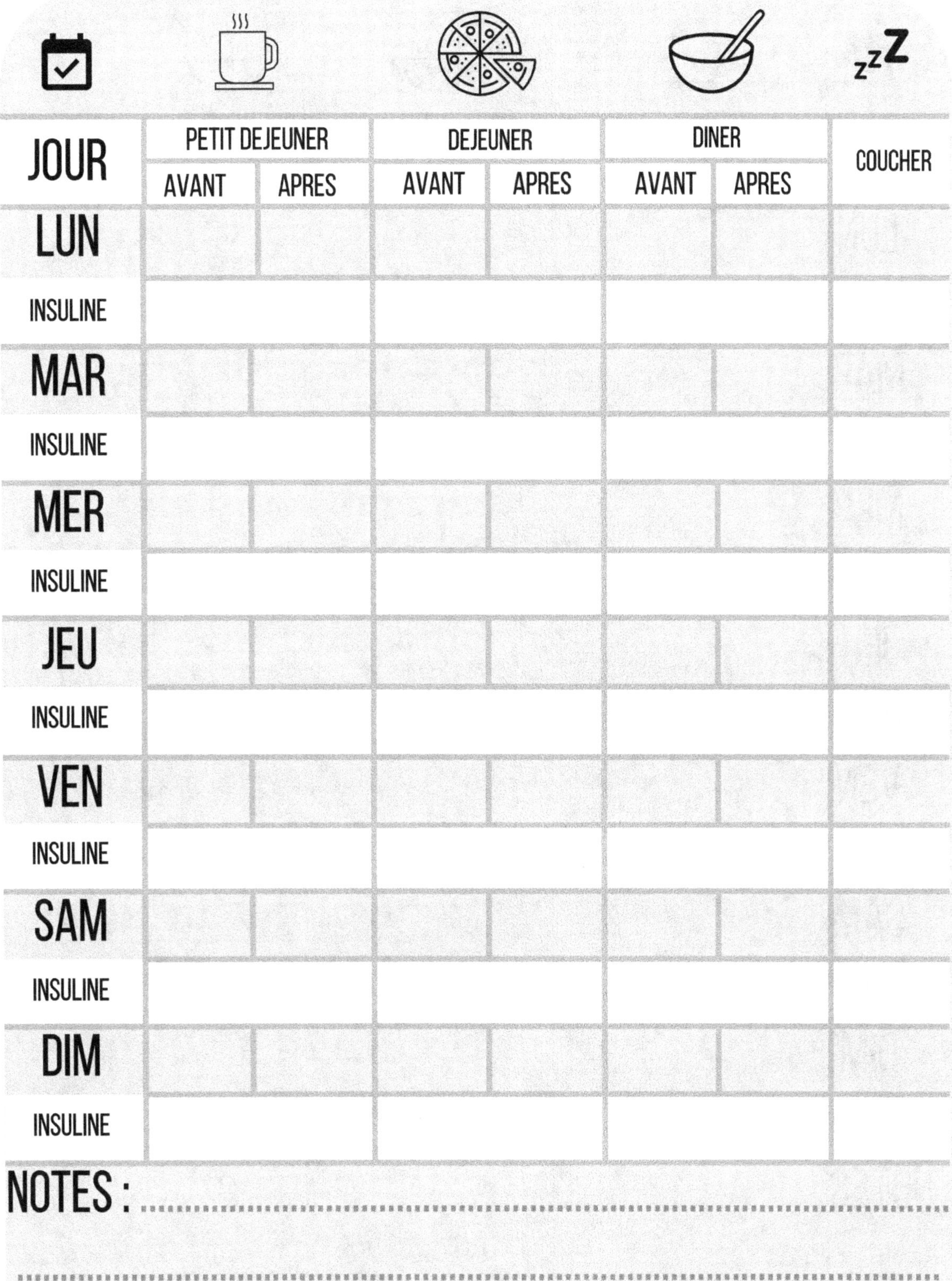

JOUR	PETIT DEJEUNER		DEJEUNER		DINER		COUCHER
	AVANT	APRES	AVANT	APRES	AVANT	APRES	
LUN							
INSULINE							
MAR							
INSULINE							
MER							
INSULINE							
JEU							
INSULINE							
VEN							
INSULINE							
SAM							
INSULINE							
DIM							
INSULINE							

NOTES : ....

....

....

SEMAINE DU .... AU ....

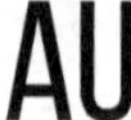

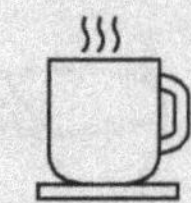
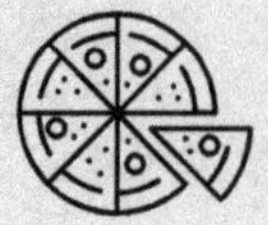
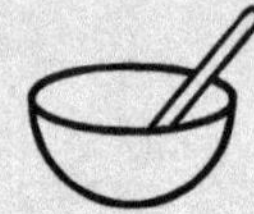

JOUR	PETIT DEJEUNER		DEJEUNER		DINER		COUCHER
	AVANT	APRES	AVANT	APRES	AVANT	APRES	
LUN							
INSULINE							
MAR							
INSULINE							
MER							
INSULINE							
JEU							
INSULINE							
VEN							
INSULINE							
SAM							
INSULINE							
DIM							
INSULINE							

NOTES : ....
....
....

SEMAINE DU   AU

 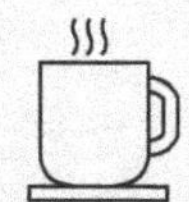 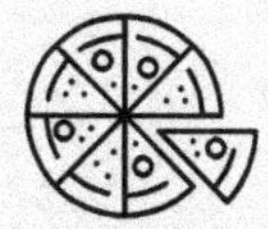 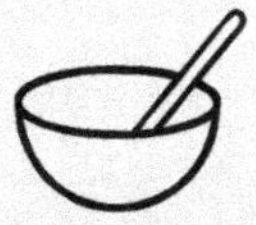

JOUR	PETIT DEJEUNER		DEJEUNER		DINER		COUCHER
	AVANT	APRES	AVANT	APRES	AVANT	APRES	
LUN							
INSULINE							
MAR							
INSULINE							
MER							
INSULINE							
JEU							
INSULINE							
VEN							
INSULINE							
SAM							
INSULINE							
DIM							
INSULINE							

NOTES : ....

....

....

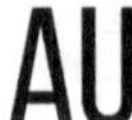

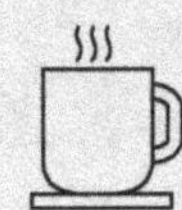
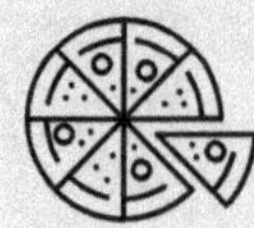
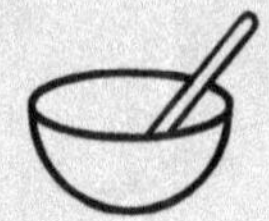

JOUR	PETIT DEJEUNER		DEJEUNER		DINER		COUCHER
	AVANT	APRES	AVANT	APRES	AVANT	APRES	
LUN							
INSULINE							
MAR							
INSULINE							
MER							
INSULINE							
JEU							
INSULINE							
VEN							
INSULINE							
SAM							
INSULINE							
DIM							
INSULINE							

NOTES : ....
....
....

SEMAINE DU   AU

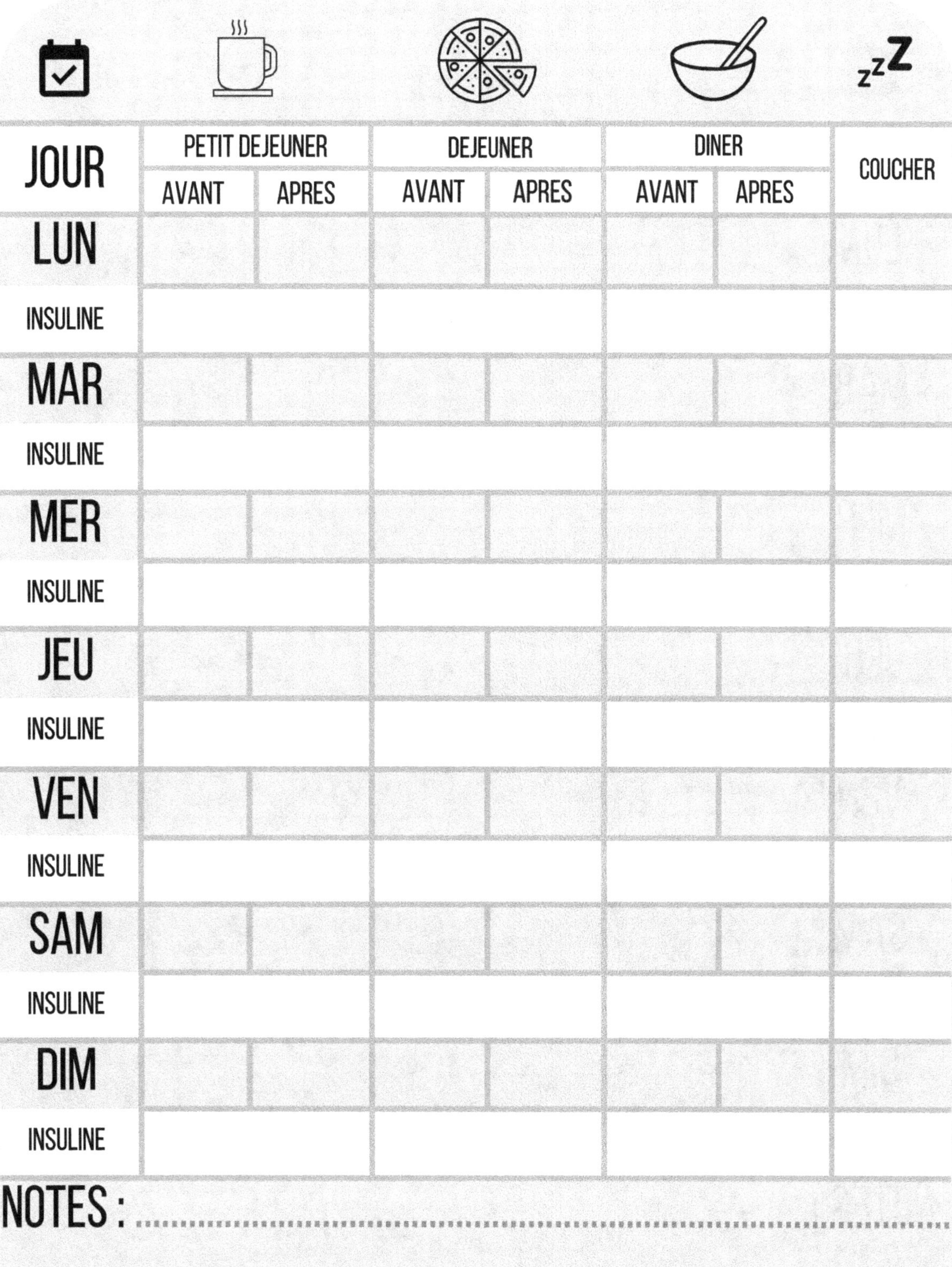

JOUR	PETIT DEJEUNER		DEJEUNER		DINER		COUCHER
	AVANT	APRES	AVANT	APRES	AVANT	APRES	
LUN							
INSULINE							
MAR							
INSULINE							
MER							
INSULINE							
JEU							
INSULINE							
VEN							
INSULINE							
SAM							
INSULINE							
DIM							
INSULINE							

NOTES :

SEMAINE DU .... AU ....

 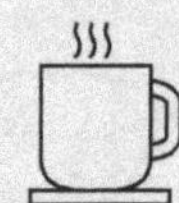 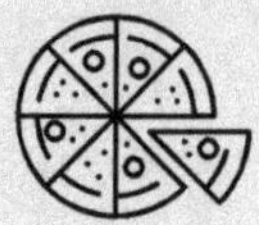 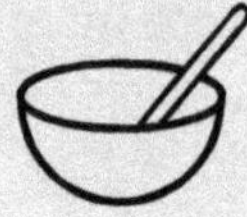

JOUR	PETIT DEJEUNER		DEJEUNER		DINER		COUCHER
	AVANT	APRES	AVANT	APRES	AVANT	APRES	
LUN							
INSULINE							
MAR							
INSULINE							
MER							
INSULINE							
JEU							
INSULINE							
VEN							
INSULINE							
SAM							
INSULINE							
DIM							
INSULINE							

NOTES : ....

....

....

SEMAINE DU .... AU ....

 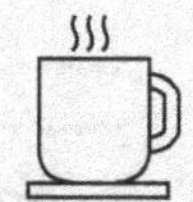 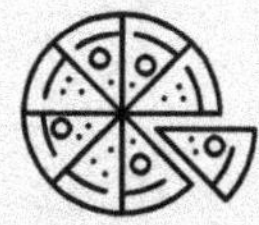 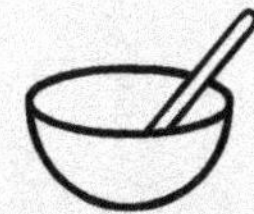

JOUR	PETIT DEJEUNER		DEJEUNER		DINER		COUCHER
	AVANT	APRES	AVANT	APRES	AVANT	APRES	
LUN							
INSULINE							
MAR							
INSULINE							
MER							
INSULINE							
JEU							
INSULINE							
VEN							
INSULINE							
SAM							
INSULINE							
DIM							
INSULINE							

NOTES : ....

....

....

SEMAINE DU .... AU ....

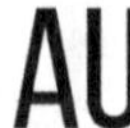

JOUR	PETIT DEJEUNER		DEJEUNER		DINER		COUCHER
	AVANT	APRES	AVANT	APRES	AVANT	APRES	
LUN							
INSULINE							
MAR							
INSULINE							
MER							
INSULINE							
JEU							
INSULINE							
VEN							
INSULINE							
SAM							
INSULINE							
DIM							
INSULINE							

NOTES : ....
....
....

SEMAINE DU   AU

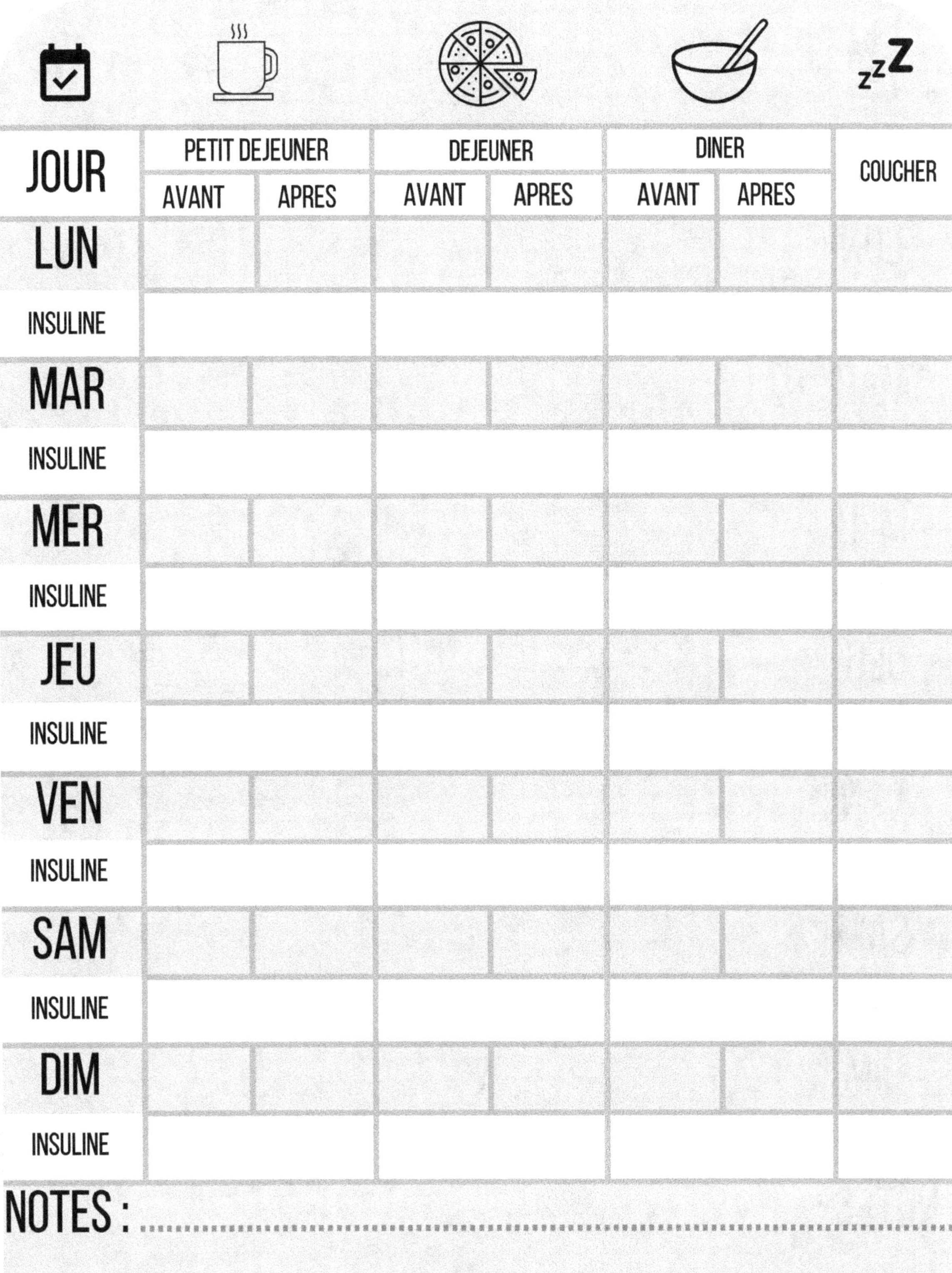

JOUR	PETIT DEJEUNER		DEJEUNER		DINER		COUCHER
	AVANT	APRES	AVANT	APRES	AVANT	APRES	
LUN							
INSULINE							
MAR							
INSULINE							
MER							
INSULINE							
JEU							
INSULINE							
VEN							
INSULINE							
SAM							
INSULINE							
DIM							
INSULINE							

NOTES : ....

....

....

SEMAINE DU 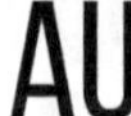 AU

 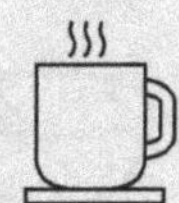 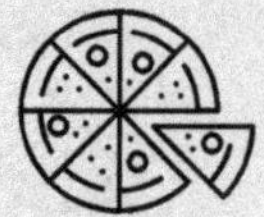 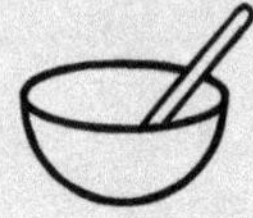

JOUR	PETIT DEJEUNER		DEJEUNER		DINER		COUCHER
	AVANT	APRES	AVANT	APRES	AVANT	APRES	
LUN							
INSULINE							
MAR							
INSULINE							
MER							
INSULINE							
JEU							
INSULINE							
VEN							
INSULINE							
SAM							
INSULINE							
DIM							
INSULINE							

NOTES :

SEMAINE DU   AU

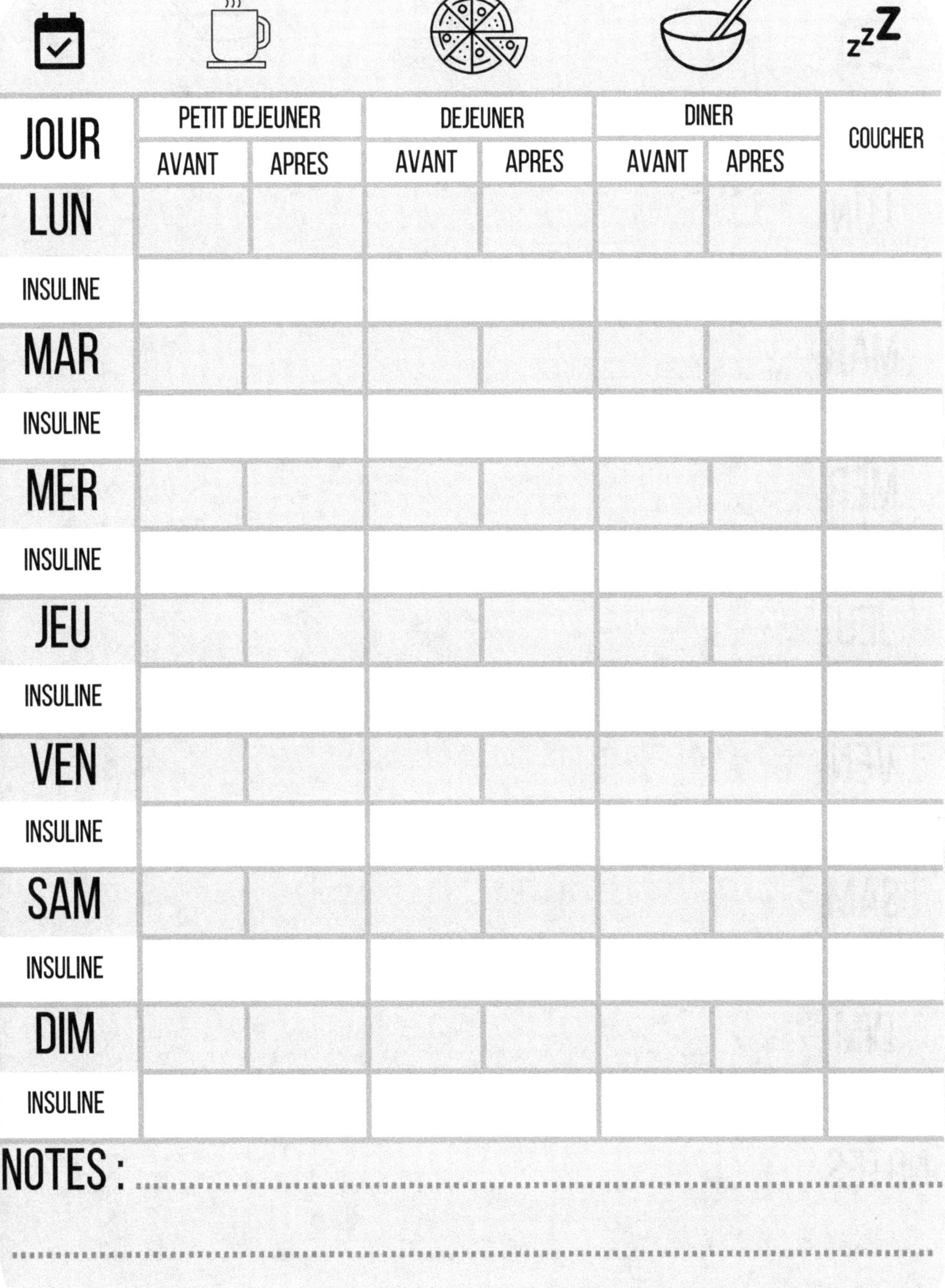

JOUR	PETIT DEJEUNER		DEJEUNER		DINER		COUCHER
	AVANT	APRES	AVANT	APRES	AVANT	APRES	
LUN							
INSULINE							
MAR							
INSULINE							
MER							
INSULINE							
JEU							
INSULINE							
VEN							
INSULINE							
SAM							
INSULINE							
DIM							
INSULINE							

NOTES : ....

SEMAINE DU .... AU ....

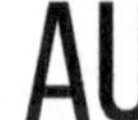

JOUR	PETIT DEJEUNER		DEJEUNER		DINER		COUCHER
	AVANT	APRES	AVANT	APRES	AVANT	APRES	
LUN							
INSULINE							
MAR							
INSULINE							
MER							
INSULINE							
JEU							
INSULINE							
VEN							
INSULINE							
SAM							
INSULINE							
DIM							
INSULINE							

NOTES : ....

....

....

SEMAINE DU .... AU ....

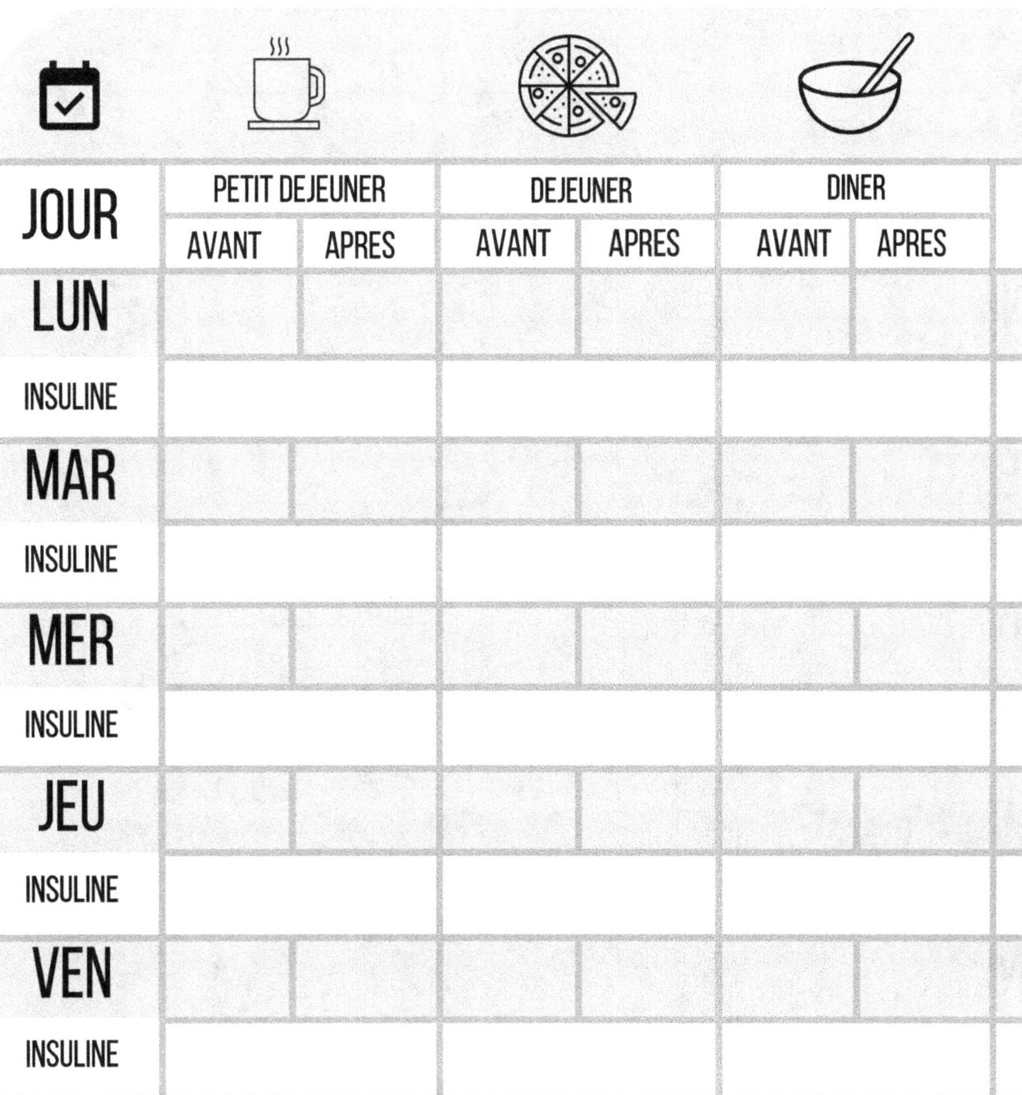

JOUR	PETIT DEJEUNER		DEJEUNER		DINER		COUCHER
	AVANT	APRES	AVANT	APRES	AVANT	APRES	
LUN							
INSULINE							
MAR							
INSULINE							
MER							
INSULINE							
JEU							
INSULINE							
VEN							
INSULINE							
SAM							
INSULINE							
DIM							
INSULINE							

NOTES : ....

....

....

SEMAINE DU .... AU ....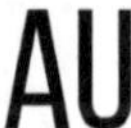

 JOUR	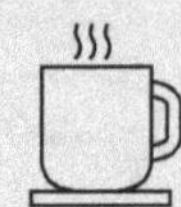 PETIT DEJEUNER		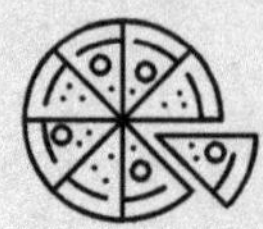 DEJEUNER		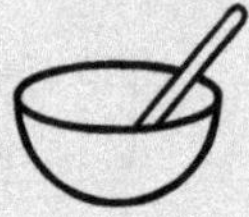 DINER		COUCHER
	AVANT	APRES	AVANT	APRES	AVANT	APRES	
LUN							
INSULINE							
MAR							
INSULINE							
MER							
INSULINE							
JEU							
INSULINE							
VEN							
INSULINE							
SAM							
INSULINE							
DIM							
INSULINE							

NOTES : ....

....

....

SEMAINE DU   AU

 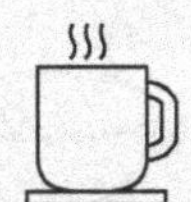 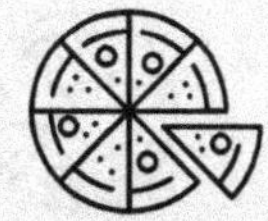 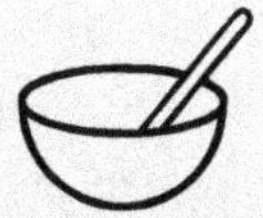

JOUR	PETIT DEJEUNER		DEJEUNER		DINER		COUCHER
	AVANT	APRES	AVANT	APRES	AVANT	APRES	
LUN							
INSULINE							
MAR							
INSULINE							
MER							
INSULINE							
JEU							
INSULINE							
VEN							
INSULINE							
SAM							
INSULINE							
DIM							
INSULINE							

NOTES : ....

....

SEMAINE DU .... AU ....

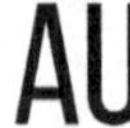

JOUR	PETIT DEJEUNER		DEJEUNER		DINER		COUCHER
	AVANT	APRES	AVANT	APRES	AVANT	APRES	
LUN							
INSULINE							
MAR							
INSULINE							
MER							
INSULINE							
JEU							
INSULINE							
VEN							
INSULINE							
SAM							
INSULINE							
DIM							
INSULINE							

NOTES : ....

....

....

SEMAINE DU .... AU ....

 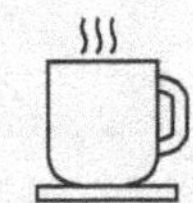 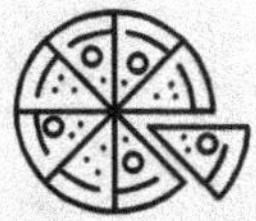 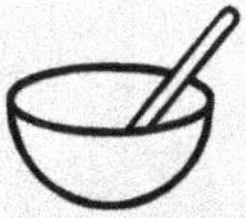

JOUR	PETIT DEJEUNER		DEJEUNER		DINER		COUCHER
	AVANT	APRES	AVANT	APRES	AVANT	APRES	
LUN							
INSULINE							
MAR							
INSULINE							
MER							
INSULINE							
JEU							
INSULINE							
VEN							
INSULINE							
SAM							
INSULINE							
DIM							
INSULINE							

NOTES : ....

SEMAINE DU .... AU ....

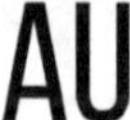

JOUR	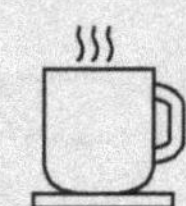 PETIT DEJEUNER		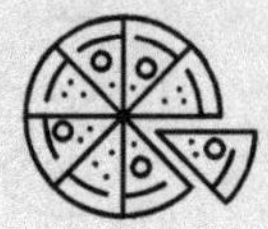 DEJEUNER		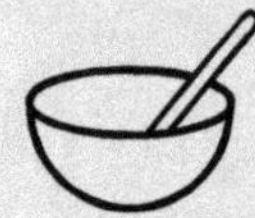 DINER		 COUCHER
	AVANT	APRES	AVANT	APRES	AVANT	APRES	
LUN							
INSULINE							
MAR							
INSULINE							
MER							
INSULINE							
JEU							
INSULINE							
VEN							
INSULINE							
SAM							
INSULINE							
DIM							
INSULINE							

NOTES : ....

....

....

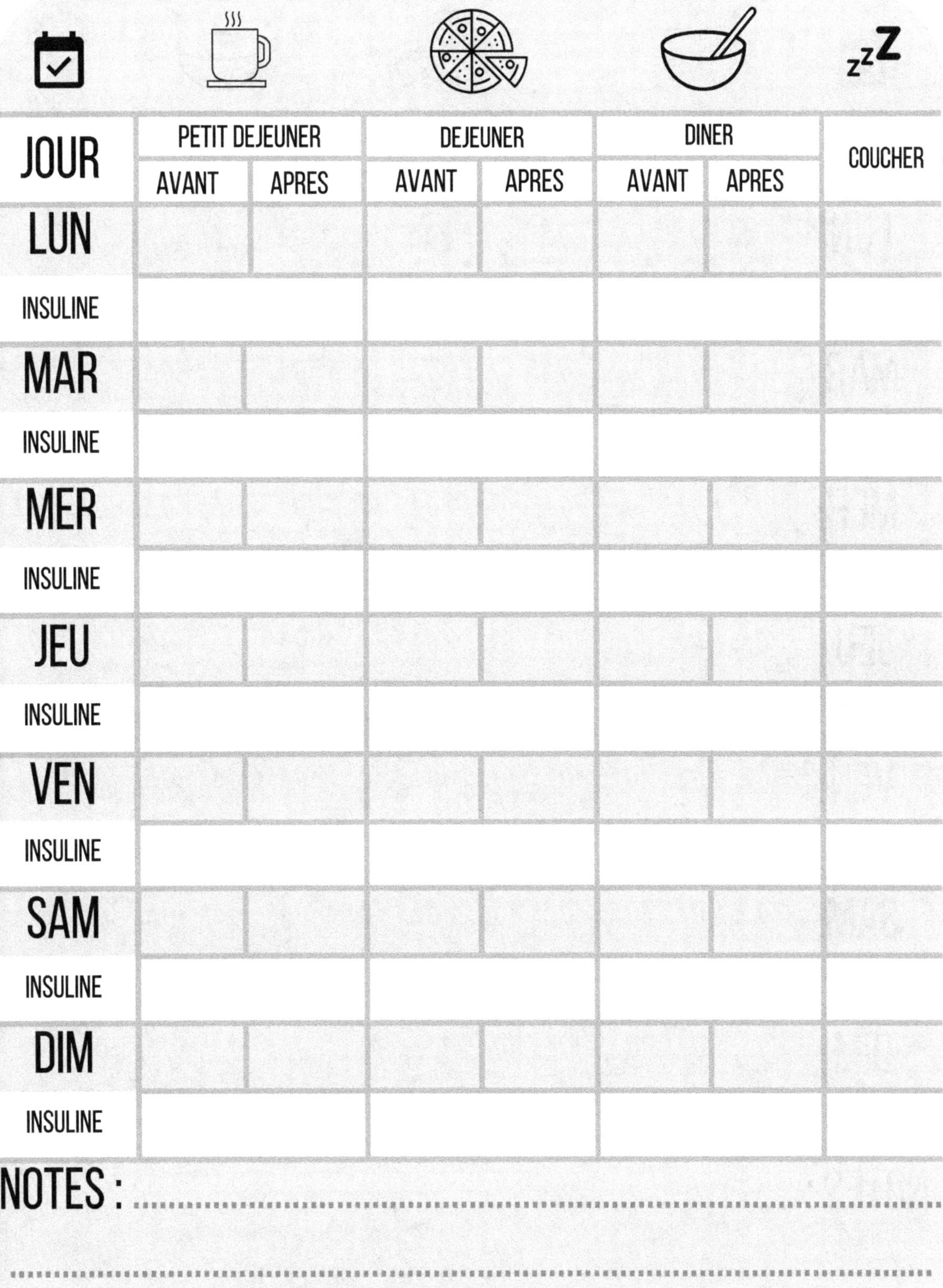

SEMAINE DU   AU

JOUR	PETIT DEJEUNER		DEJEUNER		DINER		COUCHER
	AVANT	APRES	AVANT	APRES	AVANT	APRES	
LUN							
INSULINE							
MAR							
INSULINE							
MER							
INSULINE							
JEU							
INSULINE							
VEN							
INSULINE							
SAM							
INSULINE							
DIM							
INSULINE							

NOTES :

SEMAINE DU .... AU ....

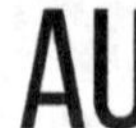

JOUR	PETIT DEJEUNER		DEJEUNER		DINER		COUCHER
	AVANT	APRES	AVANT	APRES	AVANT	APRES	
LUN							
INSULINE							
MAR							
INSULINE							
MER							
INSULINE							
JEU							
INSULINE							
VEN							
INSULINE							
SAM							
INSULINE							
DIM							
INSULINE							

NOTES : ....

....

SEMAINE DU .... AU ....

 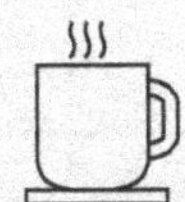 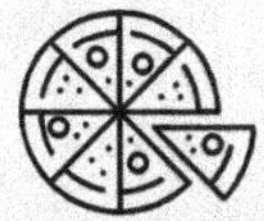 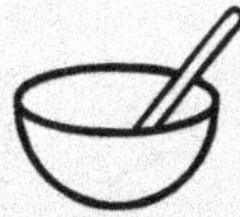

JOUR	PETIT DEJEUNER		DEJEUNER		DINER		COUCHER
	AVANT	APRES	AVANT	APRES	AVANT	APRES	
LUN							
INSULINE							
MAR							
INSULINE							
MER							
INSULINE							
JEU							
INSULINE							
VEN							
INSULINE							
SAM							
INSULINE							
DIM							
INSULINE							

NOTES : ....

....

....

SEMAINE DU .... AU ....

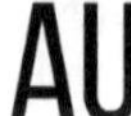

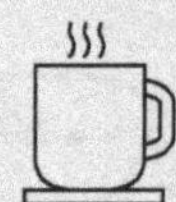
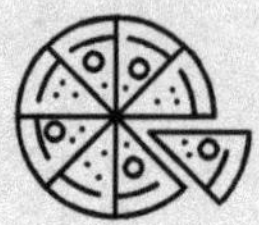
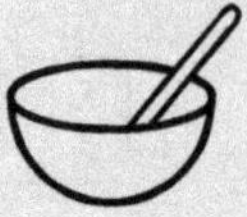

JOUR	PETIT DEJEUNER		DEJEUNER		DINER		COUCHER
	AVANT	APRES	AVANT	APRES	AVANT	APRES	
LUN							
INSULINE							
MAR							
INSULINE							
MER							
INSULINE							
JEU							
INSULINE							
VEN							
INSULINE							
SAM							
INSULINE							
DIM							
INSULINE							

NOTES : ....

....

....

SEMAINE DU   AU

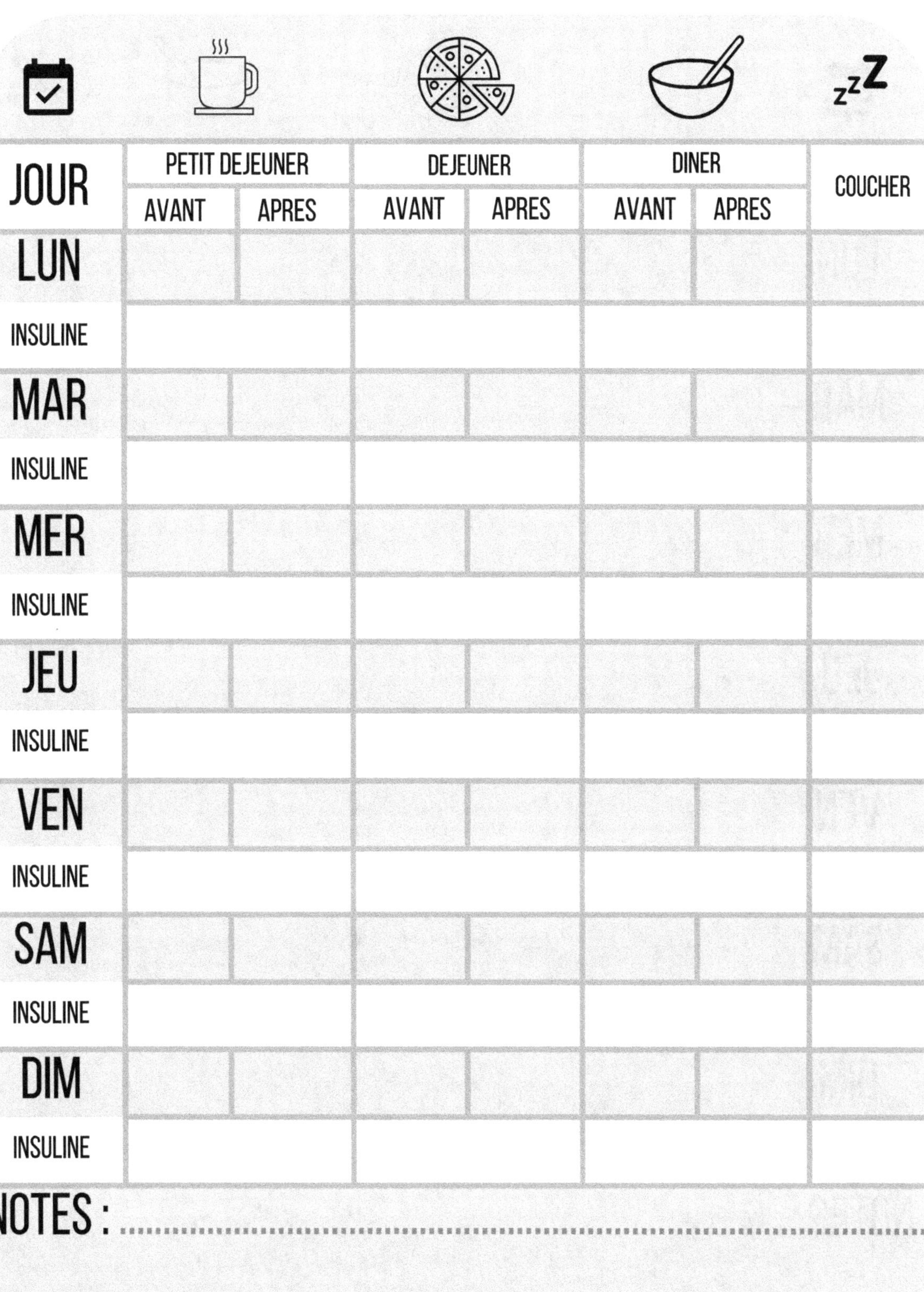

JOUR	PETIT DEJEUNER		DEJEUNER		DINER		COUCHER
	AVANT	APRES	AVANT	APRES	AVANT	APRES	
LUN							
INSULINE							
MAR							
INSULINE							
MER							
INSULINE							
JEU							
INSULINE							
VEN							
INSULINE							
SAM							
INSULINE							
DIM							
INSULINE							

NOTES : ....

....

....

SEMAINE DU .... AU ....

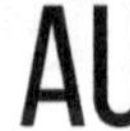

JOUR	PETIT DEJEUNER		DEJEUNER		DINER		COUCHER
	AVANT	APRES	AVANT	APRES	AVANT	APRES	
LUN							
INSULINE							
MAR							
INSULINE							
MER							
INSULINE							
JEU							
INSULINE							
VEN							
INSULINE							
SAM							
INSULINE							
DIM							
INSULINE							

NOTES : ....

....

....

SEMAINE DU   AU

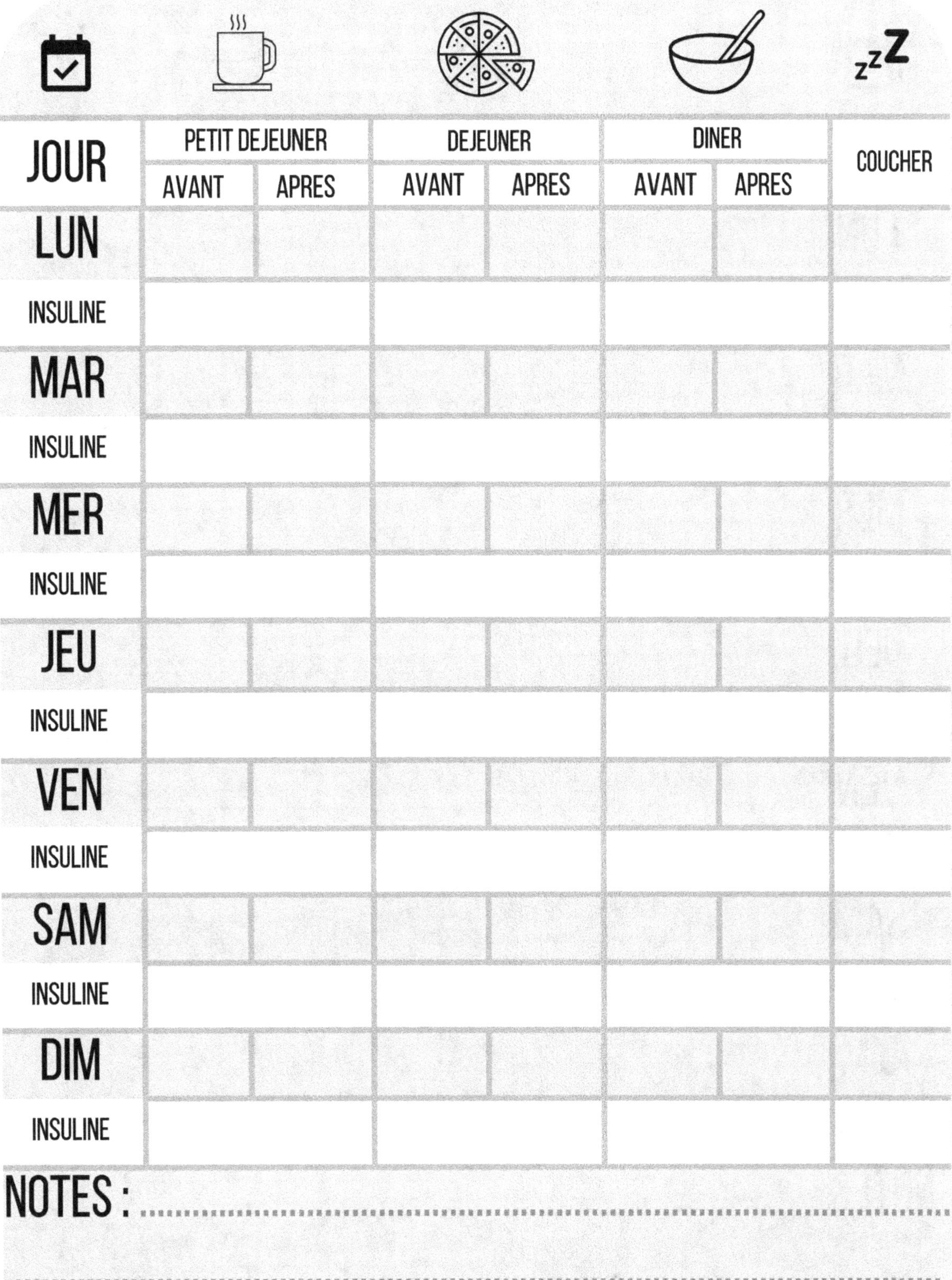

JOUR	PETIT DEJEUNER		DEJEUNER		DINER		COUCHER
	AVANT	APRES	AVANT	APRES	AVANT	APRES	
LUN							
INSULINE							
MAR							
INSULINE							
MER							
INSULINE							
JEU							
INSULINE							
VEN							
INSULINE							
SAM							
INSULINE							
DIM							
INSULINE							

NOTES : ....

....

....

SEMAINE DU .... AU ....

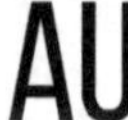

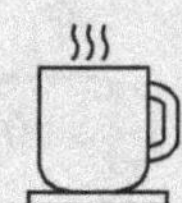
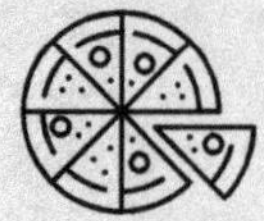
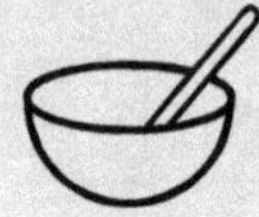

JOUR	PETIT DEJEUNER		DEJEUNER		DINER		COUCHER
	AVANT	APRES	AVANT	APRES	AVANT	APRES	
LUN							
INSULINE							
MAR							
INSULINE							
MER							
INSULINE							
JEU							
INSULINE							
VEN							
INSULINE							
SAM							
INSULINE							
DIM							
INSULINE							

NOTES : ....

....

....

SEMAINE DU   AU

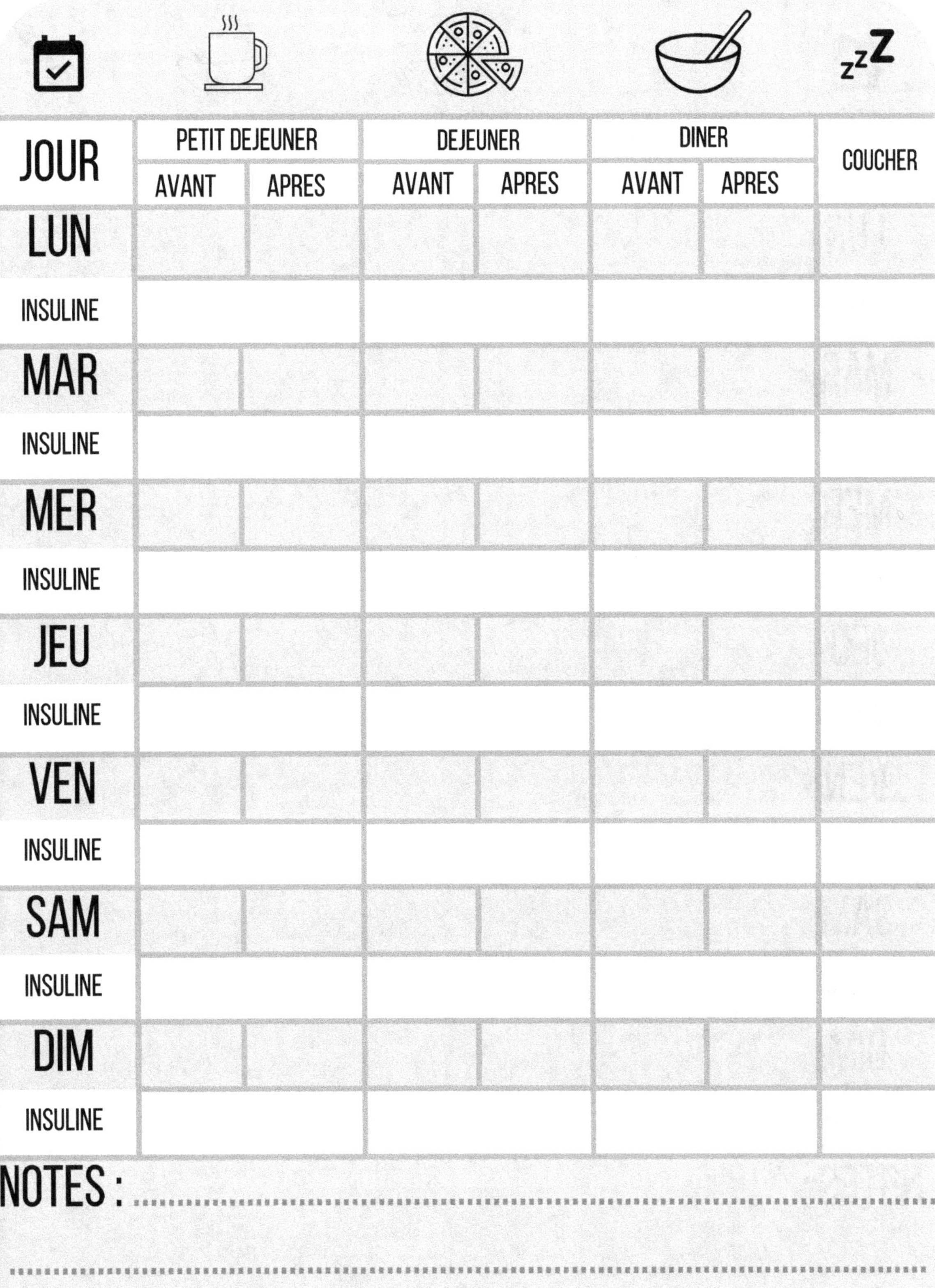

JOUR	PETIT DEJEUNER		DEJEUNER		DINER		COUCHER
	AVANT	APRES	AVANT	APRES	AVANT	APRES	
LUN							
INSULINE							
MAR							
INSULINE							
MER							
INSULINE							
JEU							
INSULINE							
VEN							
INSULINE							
SAM							
INSULINE							
DIM							
INSULINE							

NOTES :

SEMAINE DU .... AU ....

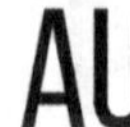

JOUR	PETIT DEJEUNER		DEJEUNER		DINER		COUCHER
	AVANT	APRES	AVANT	APRES	AVANT	APRES	
LUN							
INSULINE							
MAR							
INSULINE							
MER							
INSULINE							
JEU							
INSULINE							
VEN							
INSULINE							
SAM							
INSULINE							
DIM							
INSULINE							

NOTES : ....

SEMAINE DU   AU

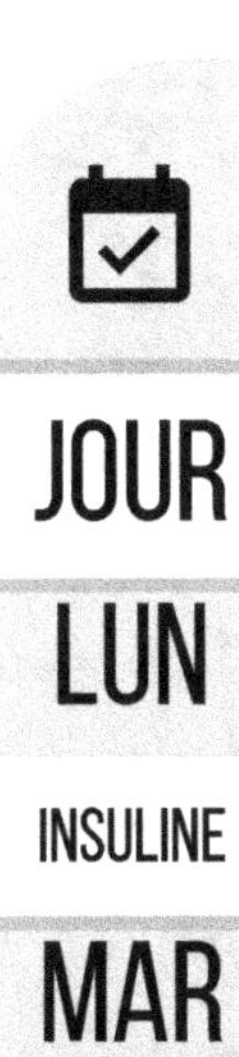 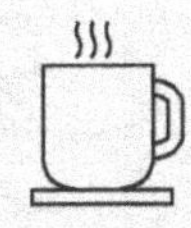 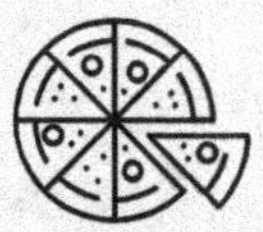 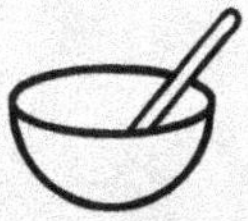

JOUR	PETIT DEJEUNER		DEJEUNER		DINER		COUCHER
	AVANT	APRES	AVANT	APRES	AVANT	APRES	
LUN							
INSULINE							
MAR							
INSULINE							
MER							
INSULINE							
JEU							
INSULINE							
VEN							
INSULINE							
SAM							
INSULINE							
DIM							
INSULINE							

NOTES : ....

SEMAINE DU .... AU ....

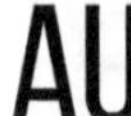

JOUR	PETIT DEJEUNER		DEJEUNER		DINER		COUCHER
		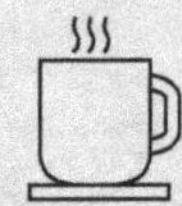 AVANT	APRES	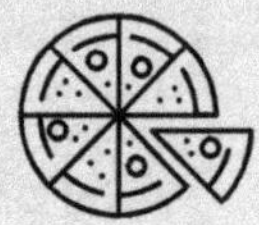 AVANT	APRES	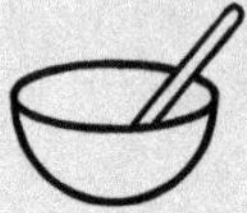 AVANT	APRES
LUN							
INSULINE							
MAR							
INSULINE							
MER							
INSULINE							
JEU							
INSULINE							
VEN							
INSULINE							
SAM							
INSULINE							
DIM							
INSULINE							

NOTES : ....

....

....

SEMAINE DU .... AU ....

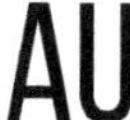

JOUR	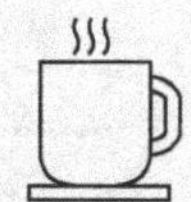 PETIT DEJEUNER		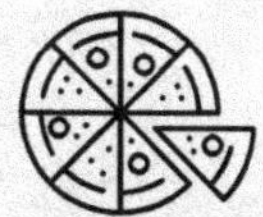 DEJEUNER		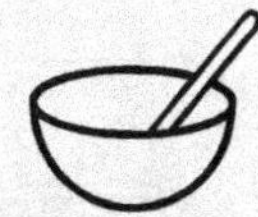 DINER		COUCHER
	AVANT	APRES	AVANT	APRES	AVANT	APRES	
LUN							
INSULINE							
MAR							
INSULINE							
MER							
INSULINE							
JEU							
INSULINE							
VEN							
INSULINE							
SAM							
INSULINE							
DIM							
INSULINE							

NOTES : ....

....

....

SEMAINE DU .... AU ....

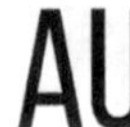

JOUR	PETIT DEJEUNER		DEJEUNER		DINER		COUCHER
	AVANT	APRES	AVANT	APRES	AVANT	APRES	
LUN							
INSULINE							
MAR							
INSULINE							
MER							
INSULINE							
JEU							
INSULINE							
VEN							
INSULINE							
SAM							
INSULINE							
DIM							
INSULINE							

NOTES : ....

....

....